Ärztlicher Dolmetscher

EBOOK INSIDE

Die Zugangsinformationen zum eBook inside finden Sie am Ende des Buchs.

Gert Hoyer
Uta Hoyer

Ärztlicher Dolmetscher

Praktische Übersetzungshilfen für Ärzte in 16 Sprachen

3. Auflage

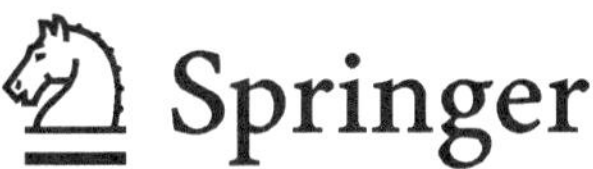

Gert Hoyer
Uta Hoyer
Weida, Deutschland

ISBN 978-3-662-48738-9 ISBN 978-3-662-48739-6 (eBook)
DOI 10.1007/978-3-662-48739-6

Die Deutsche Nationalbibliothek verzeichnet diese Publikation in der Deutschen Nationalbibliografie; detaillierte bibliografische Daten sind im Internet über http://dnb.d-nb.de abrufbar.

1. und 2. Auflage © Johann Ambrosius Barth Verlag, Leipzig 1977, 1980

Umschlaggestaltung: deblik, Berlin

Gedruckt auf säurefreiem und chlorfrei gebleichtem Papier

Springer-Verlag GmbH Berlin Heidelberg ist Teil der Fachverlagsgruppe Springer Science+Business Media
(www.springer.com)

Vorwort zur 3. Auflage

Was vor mehr als 30 Jahren in 2 Auflagen als Verständigungshilfe für ausländische Besucher der Leipziger Messe im Erkrankungsfall gedacht war, bekommt angesichts der nicht absehbaren Flüchtlingsströme nach Westeuropa und insbesondere nach Deutschland eine ganz aktuelle und wichtige Bedeutung, zumal unter den 15 Fremdsprachen mit Arabisch und Serbisch/Kroatisch die gegenwärtig häufigsten Herkunftsländer der Asylsuchenden vertreten sind.

Im Falle eines Unfalls oder der plötzlichen Erkrankung eines Ausländers kann sich der konsultierte Arzt bei der Diagnosefindung oft nur auf die vorliegenden Befunde stützen. Die Erhebung einer Anamnese scheitert zumeist an den Sprachschwierigkeiten. Gestikulationen erbringen oft nur geringe Auskünfte und bergen die Gefahr von Missverständnissen in sich. Dolmetscher sind in der Regel nicht verfügbar. Auch sei hierbei am Rande erwähnt, dass es in fremden Kulturen gewisse Schwierigkeiten bei der Vermittlung von Auskünften zu körperlichen Befindlichkeiten über dritte Personen geben kann.

Der „Ärztliche Dolmetscher" ermöglicht die Erhebung einer umfangreichen Anamnese. Auch wird der ausländische Patient im für ihn fremden Land beruhigter sein, wenn ihm der Arzt eine kurze Mitteilung über die vorläufige Diagnose und über die Weiterbehandlung machen kann.

Die Fragen und Hinweise wurden unter dem Aspekt des Allgemeinmediziners ausgewählt und ermöglichen dem erstkonsultierten Arzt gegebenenfalls die Zuordnung des vorliegenden Krankheitsbildes zu anderen Fachgebieten und die gezielte Überweisung.

Im gegebenen Rahmen konnten spezielle Fragestellungen verständlicherweise nur begrenzt berücksichtigt werden.

Die Anregung für eine Neuauflage des Buches kam jetzt insbesondere von ärztlichen Kollegen und karitativen Organisationen. Auch unser Gesundheitswesen sieht sich gegenwärtig durch die wachsende Anzahl von Kriegsflüchtlingen und Asylsuchenden vor besondere Herausforderungen gestellt. Angesichts dieser zunehmend dramatischen Entwicklung war jetzt bei der unveränderten Neuauflage auch eine gewisse Eile geboten. So musste auf eine Aktualisierung gewisser Fragen bewusst verzichtet werden; beispielsweise in der Anamnese nach modernen diagnostischen Untersuchungsmethoden oder therapeutischen Verfahren, was aber bei den medizinischen Standards in den meisten Herkunftsländern und dem erwähnten Zeitdruck auch vertretbar erscheint. Das Fehlen von Fragen zur Drogenproblematik, die es zur Zeit der 2. Auflage kaum gab, sei mit der ohnehin typischen Dunkelziffer im Auskunftsverhalten entschuldigt.

Möge das Buch unseren ausländischen Gästen dienen, indem es im Erkrankungsfall dem Arzt die Diagnose finden hilft. Möge es im gleichen Sinne den zunehmend vielen ausländischen Ärzten in unseren Kliniken und Ambulanzen eine Hilfe sein und nicht zuletzt auch unseren Touristen im Ausland die Verständigung mit den dortigen Ärzten ermöglichen

G. Hoyer
U. Hoyer
Weida, Frühjahr 2016

Hinweise zur Benutzung

Zuerst läßt man den ausländischen Patienten im Inhaltsverzeichnis die ihm verständliche Sprache auswählen.

Alle Fragen und Hinweise werden dem Patienten vermittelt, indem man nach Vorauswahl im deutschen Text den entsprechenden fremdsprachigen Teil aufschlägt und auf den zifferngleichen Text zeigt. Der Patient liest die Frage und beantwortet sie.

Die Fragen wurden nach dem Ausschlußprinzip gestellt und sind im allgemeinen mit ja (= Kopfnicken) oder nein (= Kopfschütteln) zu beantworten. Bei Fragen mit mehreren Möglichkeiten der Beantwortung stehen vor den einzelnen Varianten Ziffern. Der Patient antwortet durch Zeigen entsprechend vieler Finger.

Es empfiehlt sich, während der Befragung immer die Fragen und Hinweise 2–10 gegenwärtig zu halten (Verständigungshilfen).

Jede Frage wurde nur einmal aufgenommen. So wurde beispielsweise die Frage nach dem Erbrechen anderen Fragen nach Magenbeschwerden zugeordnet, obgleich diese Frage auch z.B. bei Verdacht auf ein akutes Abdomen oder Schädel-Hirn-Trauma von großer Bedeutung ist.

Wird ein Frage in einem speziellen Sinnzusammenhang vermißt, so sollte überlegt werden, ob es sich dabei um ein Symptom handelt, das noch für eine andere Erkrankung typisch ist, und unter diesem anderen Zusammenhang nachgeschaut werden. Um in diesem Sinne die Zusammengehörigkeit aller Fragen zu unterstreichen, wurde bewußt auf eine weitergehende Systematisierung verzichtet.

Zur Beachtung!
In der Türkei ist es üblich, für „ja“ den Kopf nach rechts und links zu wiegen und für „nein“ den Kopf nach oben zu heben. Türken mit Auslandserfahrung passen sich meist den westeuropäischen Kopfbewegungen an. Es wird empfohlen, sich bei Türken nicht auf Kopfbewegungen als Verständigungsmittel zu verlassen.

Inhaltsverzeichnis

Deutsch

G. Hoyer, U. Hoyer, *Ärztlicher Dolmetscher*,
DOI 10.1007/978-3-662-48739-6_1,

1.1 Allgemeines und Verständigungshilfen

1. Sie befinden sich hier in einer ärztlichen Behandlungsstelle. Ich werde Ihnen zuerst einige Fragen stellen und Sie danach untersuchen.
2. Beantworten Sie bitte die Fragen mit ja (= Kopfnicken) oder nein (= Kopfschütteln)!
3. Bitte schreiben Sie die Antwort auf dieses Papier!
4. Bei dieser Frage gibt es mehrere Möglichkeiten, vor denen Zahlen stehen. Zeigen Sie bitte soviel Finger, wie es der zutreffenden Zahl entspricht!
5. Alle Fragen gelten sinngemäß für Ihr erkranktes Kind.
6. Bitte beruhigen Sie sich. Wir werden Ihnen helfen.
7. Zeigen Sie bitte, wo!
8. Wie oft beobachten Sie dies täglich? Bitte zeigen Sie soviel Finger!
9. Wann war das? Bitte schreiben Sie uns das Datum auf (evtl. Jahr)!
10. Wie lange schon? Bitte schreiben Sie uns das Datum (evtl. Jahr) auf!
11. Hatten Sie schon einmal die zuletzt geschilderten Krankheitserscheinungen?
12. Sie haben Ihr Auto unter Alkoholeinwirkung gefahren. Ich muß Ihnen einige Fragen stellen und eine Blutprobe entnehmen.

1.2 Personalien

13. Wie heißen Sie (Name, Vorname)?
14. Aus welchem Land kommen Sie?
15. Wann sind Sie geboren?
16. Wo wohnen Sie in Ihrer Heimat?
17. Wo wohnen Sie in unserem Land?
18. Wohnt hier jemand, den Sie kennen?
19. Wie lauten Name und Anschrift Ihres nächsten Angehörigen?
20. Wünschen Sie, daß wir eine Nachricht an Ihre Angehörigen schicken?
21. Wünschen Sie, daß wir eine Nachricht an Ihre Botschaft/Ihr Konsulat in Berlin schicken?
22. Wünschen Sie, daß wir jemandem telefonisch von Ihrer Erkrankung Nachricht geben?
23. Bitte schreiben Sie den Text auf!
24. Sind Sie in einer Krankenversicherung?
25. Schreiben Sie uns bitte Bezeichnung und Anschrift Ihrer Krankenversicherung auf!

26. Wann sind Sie in unser Land eingereist?
27. Wie lange bleiben Sie in unserer Stadt?
28. Wie lange bleiben Sie in unserem Land?
29. Bitte zeigen Sie mir Ihren Ausweis/Reisepaß!
30. Sind Sie Angehöriger einer diplomatischen Vertretung?

1.3 Jetzige Anamnese (allgemein)

31. Sind Sie ganz plötzlich erkrankt?
32. Seit wann sind Sie krank? Zeigen Sie soviel Finger wie Wochen!
33. Hatten Sie früher schon einmal solch eine Krankheit?
34. Zeigen Sie bitte mit dem Finger an die Stelle Ihres Körpers, wo Sie die Krankheit (Beschwerden) zuerst bemerkt haben.
35. Waren Sie in der letzten Zeit in anderen Ländern? Wenn ja, schreiben Sie bitte Datum und Land auf!
36. Nehmen Sie regelmäßig Medikamente ein?
37. Können Sie uns diese Medikamente zeigen?
38. Stehen Sie in regelmäßiger ärztlicher Behandlung? Wenn ja, weshalb?
    1. Herz
    2. Lunge
    3. Magen/Darm
    4. Leber/Galle
    5. Nieren und Blase
    6. Unterleibs- und Geschlechtsorgane
    7. Augen
    8. Hals, Nase, Ohr
    9. Haut
    10. Nerven/Gemüt
39. Hatten Sie Fieber? Wenn ja, schreiben Sie bitte auf, wie hoch der höchste gemessene Wert und wann dies war!
40. Fühlen Sie sich abgeschlagen und müde?
41. Haben Sie in den letzten Wochen einen fieberhaften Infekt durchgemacht?
42. Haben Sie Schmerzen?
43. Zeigen Sie mit dem Finger auf die schmerzende Stelle!
44. Wie ist dieser Schmerz aufgetreten?
    1. ganz plötzlich in voller Stärke
    2. allmählich in der Stärke zunehmend
    3. plötzlich, krampfartig, in seiner Stärke wechselnd
45. Wohin strahlen diese Schmerzen aus?
46. Haben Sie oft Kopfschmerzen?
47. Schlafen Sie gut?

48. Haben Sie Appetitmangel?

49. Haben Sie Übelkeit?

50. Haben Sie Schwindelanfälle?

51. Haben Sie ständig ein Schwindelgefühl?

52. Verspüren Sie Ohrensausen?

53. Werden Sie manchmal ohnmächtig?

54. Juckt Ihre Haut?

55. Sind Sie in letzter Zeit öfters aufgeregt und leicht reizbar?

56. Hatten Sie Aufregung? Berufliche oder familiäre Konflikte?

57. Haben Sie schon einmal einen Nervenzusammenbruch gehabt?

58. Haben Sie in letzter Zeit an Gewicht verloren?
    Bitte schreiben Sie auf
    1. wieviel Kilogramm
    2. in welchem Zeitraum?

59. Haben Sie schon einmal eine allergische Reaktion gehabt?

60. Sind Sie auf irgendetwas überempfindlich?
    1. Medikamente
    2. Seife oder Kosmetika
    3. bestimmte Pflanzen (z. B. Primel)
    4. bestimmte Nahrungsmittel (z. B. Fisch)

61. Haben Sie im Frühjahr/Sommer Heuschnupfen?

62. Haben Sie früher epileptische Anfälle gehabt?

63. Ist Ihnen Ihre Blutgruppe bekannt?

64. Welche Infektionskrankheiten hat Ihr Kind durchgemacht?
    1. Masern
    2. Scharlach
    3. Mumps
    4. Röteln
    5. Diphtherie
    6. Pocken
    7. Varizellen

65. Gegen welche Krankheiten hat Ihr Kind Schutzimpfungen erhalten?
    1. Tetanus
    2. Keuchhusten
    3. Diphtherie
    4. Pocken
    5. Masern
    6. Tuberkulose
    7. Kinderlähmung (Poliomyelitis)
    8. Gelbfieber
    9. andere Krankheiten

66. Vor wieviel Stunden haben Sie den letzten Alkohol getrunken?

67. Was haben Sie getrunken?
    1. Bier
    2. Wein oder Sekt
    3. Schnaps

68. Zeigen Sie soviel Finger, wieviel Gläser Sie getrunken haben!

69. Haben Sie gegessen
    1. vor
    2. während
    3. nach dem Alkoholgenuß?

1.4 Jetzige Anamnese (speziell)

70. Hatten Sie einen Herzanfall?

71. Hatten Sie Schweißausbruch?

72. Haben Sie ein inneres Angstgefühl?

73. Hatten Sie das Gefühl der „Todesangst", oder war es nicht ganz so schlimm?

74. Haben Sie öfters ein beklemmendes Gefühl auf der Brust?

75. Sind Sie rasch kurzatmig?

76. Haben Sie Atemnot
    1. in Ruhelage
    2. beim Gehen
    3. beim Treppensteigen oder stärkerer körperlicher Belastung
    4. nachts nach einigen Stunden Schlaf, bessert sich dieser Zustand, wenn Sie sich setzen?

77. Hatten Sie in letzter Zeit geschwollene Unterschenkel?

78. Seit wann haben Sie geschwollene Unterschenkel? Zeigen Sie soviel Finger wie Monate!

79. Sind die Unterschenkel nur abends angeschwollen?

80. Müssen Sie nachts urinieren? Wie oft? Zeigen Sie bitte soviel Finger!

81. Geht Ihr Puls manchmal
    1. zu schnell (mehr als 120 Schläge in der Minute)
    2. zu langsam (weniger als 35 Schläge in der Minute)?

82. Spüren Sie, daß Ihr Herz manchmal unregelmäßig schlägt?

83. Haben Sie eine Herzerkrankung durchgemacht? Wenn ja, welche?
    1. Herzentzündung
    2. Herzinfarkt
    3. Herzfehler bekannt?

84. Ist bei Ihnen ein
    1. niedriger Blutdruck
    2. hoher Blutdruck bekannt?

85. Haben Sie Durchfall? Wie oft am Tag?

86. Haben Sie sonst regelmäßigen Stuhlgang?

87. Ist Ihr Stuhl
    1. normal geformt
    2. sehr hart
    3. wie dünner Brei
    4. wie Wasser?

88. Haben Sie irgendetwas gegessen, worauf die Krankheitserscheinungen zurückgeführt werden könnten?
    1. Konserven
    2. Fisch
    3. altes Fleisch oder Wurst
    4. Pilze
    5. größere Mengen Alkohol getrunken?

89. Sind diese Schmerzen von der Nahrungsaufnahme abhängig? Wenn ja, treten sie
    1. sofort nach dem Essen auf
    2. erst einige Zeit nach dem Essen auf?

90. Haben Sie Schmerzen, wenn Sie Hunger haben?

91. Haben Sie manchmal saures Aufstoßen?

92. Haben Sie oft Blähungen?

93. Gehen regelmäßig Darmwinde ab?

94. Haben Sie erbrochen? Wie oft?

95. Sah das Erbrochene schwarz aus?

96. Haben Sie Abneigung gegen irgendwelche Speisen?
    1. fettes Fleisch
    2. Erbsen, Kraut?

97. Wann hatten Sie zuletzt Stuhlgang? Zeigen Sie soviel Finger wie Stunden!

98. Wie war die Farbe Ihres letzten Stuhles?
    1. normal
    2. normal braun mit rötlichen Auflagerungen
    3. normal braun mit Schleimauflagerungen
    4. schwarz
    5. grauweißlich

99. Hat Ihr Bauch in letzter Zeit an Umfang zugenommen?

100. Hatten Sie schon einmal ein Magengeschwür?

101. Wissen Sie, ob Sie
    1. Gallensteine
    2. Nierensteine haben?

102. Hatten Sie in letzter Zeit eine
    1. Gallenkolik
    2. Nierenkolik?

103. Seit wann ist Ihre Haut gelblich verfärbt? Zeigen Sie soviel Finger wie Tage!

104. Haben Sie Husten?

105. Haben Sie Schmerzen beim Husten?

106. Haben Sie Schmerzen beim Atmen?

107. Haben Sie Auswurf? Wenn ja, wie sieht er aus?

1. grauweißlich
2. gelbgrün
3. grau mit rötlichen Beimengungen
4. hellrot-schaumig
5. dunkelrot

108. Wann haben Sie zuletzt uriniert? Zeigen Sie soviel Finger wie Stunden!

109. Müssen Sie beim Urinieren eine gewisse Zeit warten, bis der Urin kommt?

110. Wie ist die Farbe Ihres Urins?

1. hell
2. dunkelgelb
3. rötlich
4. bierbraun

111. Haben Sie Schmerzen oder Brennen beim Urinieren?

112. Müssen Sie öfters als sonst urinieren, wobei jedesmal nur wenig ausgeschieden wird?

113. Leiden Ihr Vater, Mutter oder Geschwister an der Zuckerkrankheit (Diabetes mellitus)?

114. Hatten Sie in letzter Zeit verstärktes Durstgefühl?

115. Behandeln Sie Ihre Zuckerkrankheit mit

1. Insulinspritzungen
2. Tabletten
3. nur Diät?

116. Haben Sie nach der letzten Insulinspritze normal gegessen?

117. Trat der Schmerz im Bein

1. ganz plötzlich, schlagartig
2. allmählich ein?

118. Bessern sich die Schmerzen, wenn Sie das Bein herunterhängen?

119. Ist der Hals im letzten Jahr dicker geworden?

120. Sind Sie gestürzt?

121. Bitte versuchen Sie, die Unfallsituation nachzuahmen!

122. Können Sie sich an alle Einzelheiten (Unfallhergang) genau erinnern?

123. Waren Sie bewußtlos?

124. Haben Sie sich geschnitten?

125. Haben Sie sich gequetscht?

126. Sind Sie geschlagen worden?

127. Haben Sie einen Stoß in den Bauch bekommen?

128. Hatten Sie einen Verkehrsunfall?

129. Waren Sie an diesem Unfall beteiligt als
    1. Fußgänger
    2. Radfahrer
    3. Motorradfahrer
    4. Autofahrer?
130. Handelt es sich bei den anderen Beteiligten um
    1. Fußgänger
    2. Radfahrer
    3. Motorradfahrer
    4. Autofahrer
    5. Straßenbahn
    6. Eisenbahn?
131. Haben Sie stark geblutet?
132. Wir zeigen Ihnen hier ein Gefäß. War der Blutverlust größer?
133. Wurden Sie von einem Tier gebissen?
    1. Hund
    2. Katze
    3. Schlange
    4. Fuchs oder Dachs
    5. anderes Tier
134. Haben Sie sich verbrannt oder verbrüht?
135. Haben Sie das betroffene Glied möglicherweise erfroren?
136. Hatten Sie in der letzten Woche eine Verletzung (auch wenn sie noch so klein war)?
137. Sind Sie gegen Tetanus geimpft?
138. Können Sie über diese Impfung einen Nachweis vorzeigen?
139. Haben Sie schon einmal ein Tierserum gespritzt bekommen?
    1. vom Pferd
    2. vom Rind
    3. vom Hammel
    4. von anderem Tier
140. Trat dieser Schmerz bei einer außergewöhnlichen Körperbewegung oder beim Anheben einer Last plötzlich auf?
141. Haben Sie öfters Nasenbluten?
142. Haben Sie Ausfluß aus dem Ohr?
143. Haben Sie plötzlich Hörstörungen bekommen? Wenn ja, zeigen Sie bitte welches Ohr!
144. Beobachten Sie einen vermehrten Tränenfluß?
145. Haben Sie ein Druckgefühl in den Augen?
146. Zeigen Sie die von mir geschriebenen Zahlen durch Hochheben der entsprechenden Anzahl Finger an!
147. Ist Ihnen etwas ins Auge gespritzt? Handelt es sich um eine
    1. Säure
    2. Lauge
    3. unbekannte Flüssigkeit?
148. Hatten Sie Sehstörungen (Schleier vor den Augen)?
149. Können Sie diese Schrift deutlich erkennen?

150. Sehen Sie alles doppelt?

151. Hat Sie ein Insekt gestochen?

152. Sind Sie in den letzten Tagen mit irgendwelchen neuartigen Stoffen in Berührung gekommen?

    1. Medikamente
    2. Blumen (z. B. Primel)
    3. Kräutertee, Kräuterlikör
    4. Berufssubstanzen (Öle, Fette, Lösungsmittel, Farben u. ä.)

153. Wann hatten Sie den letzten Geschlechtsverkehr?

154. Was haben Sie zuerst bemerkt?

    1. Schmerzen beim Wasserlassen
    2. Ausfluß aus der Harnröhre
    3. Geschwürsbildung
    4. Schmerzen in der Leistengegend

155. Wann war bei Ihnen die letzte gynäkologische Untersuchung?

156. Haben Sie Ausfluß aus der Scheide?

157. Haben Sie eine regelmäßige Menstruation? Bitte schreiben Sie uns auf

    1. aller wieviel Tage
    2. wieviel Tage andauernd!

158. Haben Sie immer eine besonders starke Regelblutung?

159. An welchem Tag begann Ihre letzte Regelblutung?

160. Nehmen Sie Ovulationshemmer ein?

161. Besteht die Möglichkeit, daß Sie schwanger sind?

162. Sind Sie schwanger?

163. In welchem Monat sind Sie schwanger?

164. Wann ist der voraussichtliche Geburtstermin?

165. Seit wann verspüren Sie Kindesbewegungen?

166. Haben Sie bemerkt, daß sich der Bauch in letzter Zeit etwas gesenkt hat? Wann war das?

167. Seit wann bluten Sie?

168. Möchten Sie die Schwangerschaft unbedingt erhalten?

169. Wieviel Kinder haben Sie?

170. Wieviel Fehlgeburten hatten Sie?

171. Verliefen die früheren Geburten ohne Komplikationen?

172. Hatten Sie bei einer früheren Geburt

    1. sehr schwache Wehen
    2. Kaiserschnitt (operative Entbindung)
    3. instrumentelle Hilfe (Zange, Vakuumextraktor)
    4. Dammriß
    5. Nachblutung?

173. Kennen Sie die Blutgruppe des Vaters Ihres Kindes?

174. Hatten Sie in den letzten Wochen der Schwangerschaft

   1. Blutungen
   2. Kopfschmerzen
   3. Sehstörungen (Flimmern)
   4. erhöhten Blutdruck
   5. geschwollene Beine
   6. Gelbfärbung der Haut?

175. Seit wann haben Sie regelmäßige Wehen?

176. Alle wieviel Minuten kommen die Wehen?

177. Ist schon Fruchtwasser abgegangen?

178. Verspüren Sie die Bewegungen Ihres Kindes?

179. Wenn wir Ihnen ein Zeichen geben, atmen Sie tief ein und pressen Sie mit!

180. Ihrem Kind geht es gut.

181. Haben Sie einen elektrischen Stromschlag bekommen?

182. Haben Sie sich längere Zeit der Sonnenbestrahlung ausgesetzt?

183. Haben Sie versehentlich eine unbekannte Flüssigkeit getrunken?

184. Wissen Sie, ob es sich bei der Flüssigkeit um eine

   1. Säure
   2. Lauge
   3. Haushaltchemikalie gehandelt hat?

185. Haben Sie eine größere Menge von Medikamenten eingenommen?

186. Haben Sie

   1. Schlaf- und Beruhigungsmittel
   2. Schmerzmittel
   3. Herzmedikamente
   4. andere Medikamente eingenommen?

187. Wollten Sie Ihrem Leben selbst ein Ende machen?

1.5 Eigenanamnese

188. Leiden Sie an einer der folgenden Krankheiten, dann zeigen Sie uns bitte so viel Finger, wie es der Zahl vor der entsprechenden Krankheit entspricht.
Haben Sie eine der Erkrankungen früher durchgemacht, dann schreiben Sie uns die Jahreszahl auf!

   1. Lungentuberkulose
   2. Bronchialasthma
   3. chronische Bronchitis
   4. Magen- und Zwölffingerdarmgeschwür
   5. Gallenblasenerkrankung
   6. Bauchspeicheldrüsenerkrankung
   7. Zuckerkrankheit (Diabetes mellitus)
   8. Thrombose
   9. Embolie
   10. Blutungsbereitschaft

189. Es folgen noch einige Krankheiten?

1. Glaukom
2. Herzkrankheit
3. Durchblutungsstörungen des Gehirns
4. Epilepsie oder ein anderes Krampfleiden
5. Allergie
6. Schilddrüsenerkrankung
7. rheumatisches Fieber
8. Knochenbruch (zeigen Sie wo!)
9. Geschlechtskrankheit
10. Geschwulsterkrankung (zeigen Sie wo!)

190. Können Sie uns vielleicht aufschreiben, wie die Ärzte in Ihrem Land die Krankheit bezeichnen?

191. Sind Sie schon einmal operiert worden? An welchem Organ?

1. Blinddarm (Appendix)
2. Herz
3. Lunge
4. Magen
5. Gallenblase
6. Niere
7. Darm
8. Gebärmutter
9. Eierstock
10. Harnblase oder Prostata

192. Wissen Sie, ob Ihr Blinddarm (Appendix) bei einer anderen Operation mit entfernt wurde?

193. Welche Geschlechtskrankheit hatten Sie?

1. Tripper (Gonorrhoe)
2. Syphilis (Lues)
3. andere Geschlechtskrankheiten

194. Hat jemand in Ihrer Blutsverwandtschaft Asthma bronchiale oder eine allergische Erkrankung?

1.6 Untersuchung

195. Ich möchte Sie jetzt untersuchen.

196. Bitte machen Sie den Mund auf!

197. Bitte machen Sie den Oberkörper frei!

198. Bitte machen Sie den Bauch frei!

199. Bitte machen Sie beide Augen weit auf!

200. Bitte atmen Sie mit offenem Mund tief ein und aus!

201. Bitte halten Sie den Atem an!

202. Lassen Sie bitte ganz locker!

203. Ich taste jetzt Ihren Bauch ab. Bitte sagen Sie, wenn Sie Schmerzen haben!

204. Tut es Ihnen weh, wenn ich hier klopfe?

205. Bitte versuchen Sie, meine Bewegungen genau nachzumachen!

206. Ich spreche Ihnen etwas vor. Bitte sprechen Sie diese Laute bei Aufforderung nach!
207. Bitte schauen Sie immer auf meinen Finger!
208. Bitte laufen Sie bis dorthin und wieder zurück!
209. Ich muß Sie vom After aus untersuchen!
210. Ich muß Sie von der Scheide aus untersuchen!

1.7 Mitteilung diagnostischer Vorhaben

211. Wir wollen zur genaueren Erkenntnis Ihrer Krankheit noch einige technische und Laboruntersuchungen durchführen.
212. Wir wollen zur besseren Beurteilung Ihres Herzens ein Elektrokardiogramm anfertigen.
213. Wir wollen zur besseren Beurteilung Ihrer Hirnfunktion ein Elektroenzephalogramm ableiten.
214. Wir wollen Ihre Körpertemperatur messen.
215. Wir wollen Ihren Blutdruck messen.
216. Wir wollen eine Röntgenaufnahme machen.
217. Wir wollen aus Ihrem Ohrläppchen ein wenig Blut zur Untersuchung entnehmen.
218. Wir wollen aus Ihrer Armvene ein wenig Blut zur Untersuchung entnehmen.
219. Wir wollen Ihren Urin untersuchen. Bitte urinieren Sie in dieses Glas!
220. Wir wollen Ihren Urin untersuchen und müssen Sie deshalb katheterisieren.
221. Wir müssen einen Abstrich machen!
222. Wir wollen Ihren Augendruck messen. Bitte machen Sie beide Augen weit auf und schauen Sie auf diesen Gegenstand!
223. Ihr Stuhl muß untersucht werden. Bitte tun Sie eine kleine Portion von Ihrem Stuhlgang in dieses Röhrchen!
224. Ihr Sputum muß untersucht werden. Bitte husten Sie Ihren Auswurf in dieses Gefäß!

1.8 Mitteilung einer weitgefaßten Diagnose

225. Es handelt sich um

    1. einen Knochenbruch
    2. eine Prellung
    3. eine Verstauchung
    4. eine Quetschung
    5. eine Zerrung

226. Sie haben eine Gehirnerschütterung.
227. Es handelt sich um eine Entzündung.

228. Es handelt sich um einen Abszeß.

229. Es handelt sich um eine Infektionskrankheit.

230. Es handelt sich um eine innere Erkrankung. Folgendes Organ ist erkrankt:

    1. Herz
    2. Lunge
    3. Magen
    4. Darm
    5. Galle
    6. Leber
    7. Bauchspeicheldrüse
    8. Niere/Harnblase
    9. innere Geschlechtsorgane

231. Es handelt sich um eine akute Erkrankung im Bauchraum.

232. Sie haben einen Erkältungsinfekt.

233. Sie sind schwanger, wahrscheinlich im ... Monat.

234. Sie werden rasch wieder gesund werden.

1.9 Mitteilung über therapeutische Maßnahmen und Weiterbehandlung

235. Ich muß Sie in ein Krankenhaus einweisen.

236. Ich möchte sie zur Beobachtung in ein Krankenhaus einweisen.

237. Ich überweise Sie einem Facharzt.

238. Sie werden mit dem Krankentransport befördert.

239. Sie müssen strenge Bettruhe einhalten.

240. Sie brauchen nicht im Bett zu liegen, sondern können

    1. im Sessel sitzen
    2. im Zimmer umherlaufen
    3. die Wohnung verlassen

241. Sie müssen operiert werden. Geben Sie Ihre Einwilligung?

242. Wir müssen eine Ausschabung durchführen.

243. Sie bekommen eine kurze Narkose.

244. Wann haben Sie zuletzt gegessen oder getrunken? Bitte schreiben Sie die Uhrzeit auf.

245. Bitte holen Sie diese Medizin in der Apotheke! Es handelt sich um

    1. Tropfen
    2. Tabletten
    3. Dragees (ganz hinunterschlucken)
    4. Kapseln (ganz hinunterschlucken)
    5. Saft
    6. Salbe

246. Sie müssen die Medizin so einnehmen, wie ich es Ihnen auf diesem Zettel aufgeschrieben habe.

247. Sie müssen die Salbe täglich ... mal auftragen.

248. Ich habe Ihnen Tropfen aufgeschrieben. Bitte tropfen Sie täglich … mal … Tropfen in

1. das Auge
2. das Ohr
3. die Nasenlöcher

249. Sie müssen vorerst Diät einhalten und dürfen nur essen oder trinken

1. Tee (Kamille oder Pfefferminze)
2. Zwieback
3. Mehlsuppe
4. Toastbrot
5. Ich gebe eine Anweisung mit.

250. Bitte essen und trinken Sie nichts in den folgenden … Stunden!

251. Wir müssen eine Magenspülung durchführen.

252. Sie müssen katheterisiert werden.

253. Wir müssen einen Schnitt machen, um dem Eiter einen Abfluß zu verschaffen.

254. Sie bekommen jetzt eine örtliche Betäubung.

255. Wir legen Ihnen einen Verband an.

256. Wir legen Ihnen einen Gipsverband an.

257. Wir haben die Wunde genäht. Die Fäden müssen am … entfernt werden.

258. Der Verband muß am … gewechselt werden.

259. Sie dürfen kein Wort sprechen, auch nicht flüstern!

260. Sie bekommen jetzt eine Injektion gegen die Schmerzen.

261. Sie müssen immunisiert werden

1. gegen Wundstarrkrampf
2. gegen Tollwut
3. gegen …

262. Bitte geben Sie uns sofort ein Zeichen, wenn Sie irgendeine Veränderung spüren (beispielsweise Herzjagen, Kribbeln in den Armen, Hitzegefühl, Unruhe usw.)

263. Sie sind ansteckend.

264. Sie dürfen keinen Geschlechtsverkehr haben!
Sie dürfen keinen Alkohol trinken!
Es müssen alle Personen mitbehandelt werden, mit denen Sie Geschlechtsverkehr hatten.

265. Sie müssen am … wieder zu mir kommen!

266. Bitte gehen Sie am … in Ihrer Heimat zum Arzt

1. Internisten
2. Chirurgen
3. Gynäkologen
4. Kinderarzt
5. Hautarzt
6. Augenarzt
7. Hals-Nasen-Ohren-Arzt
8. Neurologen
9. Psychiater
10. Zahnarzt

267. Ich gebe Ihnen für Ihren Arzt einen Brief mit.

268. Sie können ab … unbedenklich die Heimreise antreten mit

   1. Zug
   2. Auto
   3. Flugzeug

269. Sie können jetzt gehen.

270. Möchten Sie, daß wir Ihnen ein Taxi bestellen?

271. Bitte warten Sie, Sie werden vom Krankentransport nach Hause gefahren.

Russisch – Русский

G. Hoyer, U. Hoyer, *Ärztlicher Dolmetscher*,
DOI 10.1007/978-3-662-48739-6_2,

2.1 Общая часть и помощь для взаимопонимания

1. Вы находитесь сейчас в медицинском лечебном учреждении. Сначала я задам Вам несколько вопросов, а затем осмотрю Вас.
2. Отвечайте, пожалуйста, на вопросы утвердительно «да» (= кивком головы) или отрицательно «нет» (= покачиванием головы)!
3. Напишите, пожалуйста, ответ на этом листке бумаги!
4. При ответе на этот вопрос есть несколько вариантов, перед которыми стоят цифры. Покажите, пожалуйста, столько пальцев, сколько соответствует нужной цифре!
5. Все вопросы по смыслу относятся к болезни Вашего ребенка.
6. Успокойтесь, пожалуйста, мы Вам поможем.
7. Покажите, пожалуйста, где!
8. Как часто это наблюдается ежедневно? Покажите, пожалуйста, сколько пальцев?
9. Когда это было? Напишите, пожалуйста, дату (или год)!
10. И как давно? Напишите, пожалуйста, дату (или год)!
11. У Вас были уже когда-либо только что описанные симптомы болезни?
12. Вы вели свою машину под воздействием алкоголя. Я должен задать Вам несколько вопросов и взять кровь на анализ.

2.2 Анкетные данные

13. Как Вас зовут (фамилия, имя)?
14. Из какой Вы страны?
15. Когда Вы родились?
16. Где Вы живете у себя на родине?
17. Где Вы живете в нашей стране?
18. Проживает ли здесь кто-либо, кого Вы знаете?
19. Назовите фамилию у адрес Ваших ближайших родственников
20. Вы хотите, чтобы мы послали Сообщение Вашим родственникам?
21. Хотите ли Вы, чтобы мы послали Сообщение в Ваше посольство/консульство в Берлине?
22. Хотите ли Вы, чтобы мы послали кому-нибудь о Башей болезни?
23. Напишите, пожалуйста, текст телеграммы!
24. Вы член страховой больничной кассы?

25. Напишите, пожалуйста, наименование и адрес Вашей страховой кассы

26. Когда Вы прибыли в нашу страну?

27. Сколько времени Вы пробудете в нашем городе?

28. Сколько времени Вы пробудете в нашей стране?

29. Покажите, пожалуйста, Ваше удостоверение личности/заграничный паспорт!

30. Вы сотрудник дипломатического представительства?

2.3 Настоящий анамнез (общий)

31. Вы заболели совсем неожиданно?

32. Когда Вы заболели? Покажите столько пальцев, сколько прошло недель!

33. Была ли у Вас раньше когда-либо подобная болезнь?

34. Покажите, пожалуйста, пальцем место на теле, где Вы впервые заметили болезнь (боли)

35. Были ли Вы в последнее время в других странах? Если да, то напишите, пожалуйста, дату и страну!

36. Вы регулярно принимаете лекарства?

37. Можете Вы показать нам эти лекарства?

38. Вы находитесь под постоянным врачебным контролем? Если да, то по какой причине?

    1. сердце
    2. легкие
    3. желудочно-кишечный тракт
    4. печень/желчный пузырь
    5. брюшные органы и половые органы
    6. глаза
    7. ухо, горло, нос
    8. кожные заболевания
    9. нервы/психика

39. Была ли у Вас температура? Если да, то напишите, пожалуйста, какая была самая высока и когда!

40. Чувствуете ли Вы слабость и усталость?

41. Не было ли у Вас за последние недели инфекции с повышением температуры?

42. Есть ли у Вас боли?

43. Покажите, пожалуйста, пальцем место, где Вы ощущаете боли?

44. Как начались эти боли?

    1. совсем внезапно и с полной силой?
    2. боль нарастала постепенно?
    3. внезапно, судорогами, с изменяющейся силой?

45. Куда отдают эти боли?

46. У вас часто головные боли?

47. Спите хорошо?

48. Не жалуетесь на отсутствие аппетита?

49. Бывают ли у Вас тошноты?

50. Бывают ли у Вас головокружения?

51. Чувствуете ли Вы постоянное головокружение?

52. Чувствуете ли Вы шум в ушах?

53. Бывают ли у Вас иногда обмороки?

54. У Вас зудит кожа?

55. Вы в последнее время часто возбуждены, быстро раздражаетесь?

56. У Вас были волнения? Служебные или семейные конфликты?

57. Были ли у Вас обмороки в результате нервного потрясения?

58. Вы за последнее время похудели? Напишите, пожалуйста,
    1. на сколько килограмм
    2. за какой период.

59. Была ли у Вас аллергия?

60. На что у Вас повышенная чувствительность?
    1. на лекарства
    2. на мыло или косметические средства
    3. на определенные растения (например, примулу)
    4. на определенный вид пищи (напримерж, рыбу)

61. Бывает ли у Вас весной или летом сенной насморк?

62. Были ли у Вас когда- либо раньше эпилептические припадки?

63. Знаете ли Вы Вашу группу крови?

64. Какими инфекционными болезнями болел Ваш ребенок?
    1. корь
    2. скарлатина
    3. свинка
    4. краснуха
    5. дифтерия
    6. оспа
    7. ветряная оспа

65. Против каких болезней Вашему ребенку сделаны прививки?
    1. столбняка
    2. коклюша
    3. дифтерии
    4. оспы
    5. кори
    6. туберкулеза
    7. полиомиелита
    8. желтой лихорадки
    9. других болезней

66. Сколько часов назад Вы выпили последнюю дозу алкоголя?
67. Что Вы пили?
    1. пиво
    2. вино или шампанское
    3. водку
68. Покажите столько пальцев, сколько рюмок (стаканов) Вы выпили!
69. Вы ели
    1. перед
    2. во время
    3. после принятия алкоголя?

2.4 Настоящий анамнез (специальный)

70. У Вас был сердечный приступ?
71. Вы потели?
72. Было ли у Вас внутреннее чувство страха?
73. Было ли у Вас чувство «смертельного страха», или дело обстояло не так плохо
74. Часто ли у Вас бывает чувство стеснения в груди?
75. У Вас скоро наступает одышка?
76. У Вас бывает одышка
    1. в состоянии покоя?
    2. при ходьбе?
    3. при поднятии по лестнице или при повышенной физической нагрузке?
    4. ночью, после нескольких часов сна, улучшается ли это состояние после того, как Вы садитесь?
77. Опухала ли у Вас в последнее время голен?
78. С каких пор у Вас опухшая голень? Покажите столько пальцев, сколько прошло месяцев.
79. Голень становится толще только к вечеру?
80. Встаете Вы ночью мочиться? Сколько раз? Покажите, пожалуйста, столько пальцев!
81. Бывает ли у Вас иногда пульс
    1. слишком частый (свыше 120 ударов в минуту)?
    2. слишком редкий (менее 35 ударов в минуту)?
82. Чувствуете ли Вы иногда, что сердце бьется неравномерно?
83. Было ли Вас когда-либо сердечное заболевание? Если да, то какое?
    1. воспаление сердца (кардит)
    2. сердечный инфаркт
    3. порок сердца?

84. Вам известно, какое у Вас давление крови
    1. пониженное?
    2. повышенное?
85. У Вас понос? Сколько раз в ден?
86. А вообще у Вас регулярный стул?
87. Какой у Вас стул
    1. нормальный?
    2. очень твердый?
    3. в виде жидкой каши?
    4. как вода?
88. Вы что-нибудь съели, отчего могли бы быть болезненные явления?
    1. консервы
    2. рыбу
    3. старое мясо или колбасу
    4. грибы
    5. выпили большое количество алкогольных напитков?
89. Связаны ли боли с приемом пищи? Если да, то наступили они
    1. сразу же после еды?
    2. только через некоторое время после еды?
90. Чувствуете ли Вы боли, когда голодны?
91. Бывает ли у Вас кислая отрыжка?
92. Часто ли у Вас пучит живот?
93. Отходят ли газы регулярно?
94. Была у Вас рвота? Сколько раз?
95. Имела ли рвотная масса черный цвет?
96. Есть ли у Вас отвращение к какой-либо пище?
    1. к жирному мясу?
    2. гороху, капусте?
97. Когда у Вас был последний раз стул? Покажите столько пальцев, сколько прошло часов!
98. Какого цвета был последний стул?
    1. нормального коричневого
    2. нормального коричневого с красноватым налетом
    3. нормального коричневого со слизью
    4. черного
    5. серо-беловатого
99. Увеличился ли у Вас за последнее время живот?
100. Была ли у Вас когда-нибудь уже язва желудка?
101. Не знаете ли Вы, есть ли у Вас
    1. камни в желчном пузыре?
    2. камни в почках?

102. Была ли у Вас в последнее время
   1. желчная колика?
   2. почечная колика?
103. С какого времени Ваша кожа имеет желтоватый оттенок? Покажите столько пальцев, сколько прошло дней!
104. Есть у Вас кашель?
105. Есть ли боли при кашле?
106. Есть ли у Вас боли при дыхании?
107. Есть ли мокрота? Если да, то как она выглядит?
   1. серо-белая
   2. желто-зеленая
   3. серая с красноватыми примесями
   4. ярко-красная пениста
   5. темно-красная
108. Когда Вы в последний раз мочились? Покажите столько пальцев, сколько прошло часов!
109. При мочеиспускании Вы должны немного подождать, пока появится моча?
110. Какого цвета Ваша моча?
   1. светлая
   2. темно-желтая
   3. красноватая
   4. цвета коричневого пива.
111. Чувствуете ли Вы боли или жение при мочеиспускании?
112. Мочитесь Вы чаще, чем обычно, и при этом выходит только большое количество?
113. Болеют ли Выши отец, мать или братья и сестры сахарной болезнью (диабет)?
114. Не было ли у Вас последнее время очень сильной жажды?
115. лечите ли Вы диабет
   1. уколами инсулина?
   2. таблетками?
   3. только диетой?
116. Ели Вы после последнего укола инсулина нормально?
117. Появилась боль в ноге
   1. совсем неожиданно, вдруг?
   2. постепенно?
118. Снижаются боли, когда Вы опускаете ногу?
119. Шея за последний год стала толще?
120. Вы упали?
121. Попробуйте, пожалуйста, повторить ситуацию несчастного случая!
122. Вы можете точно вспомнить все подробности (ход событий) несчастного случая?
123. Вы были без сознания?
124. Вы порезались?

125. Вы ушиблись?

126. Вас ударили?

127. Вы получили удар в живот?

128. Вы попали в транспортную катастрофу?

129. Вы попали в катастрофу в качестве

   1. пешехода?
   2. велосипедиста?
   3. мотоциклиста?
   4. водителя машины?

130. Были остальные участники аварии

   1. пешеходами?
   2. велосипедистами?
   3. мотоциклистами?
   4. водителями автомашин?
   5. был ли это трамвай?
   6. был ли это поезд?

131. Было ли у Вас сильное кровотечение?

132. Мы сейчас покажем Вам сосуд. Вы потеряли больше крови?

133. Вас укусило животное?

   1. собака
   2. кошка
   3. змея
   4. лиса или барсук
   5. другое животное.

134. Вы обожглись или ошпарились?

135. Может быть Вы отморозили пораженный участок?

136. Не было ли у Вас на прошлой неделе травмы (даже если она и была совсем незначительной)?

137. Есть ли у Вас противостолбнячная прививка?

138. Можете ли Вы предъявить справку об этой прививке?

139. Вводили ли Вам когда-то сыворотку животного?

   1. лошади
   2. крупного рогатого скота
   3. овец
   4. других животных

140. Эти боли начались внезапно при необычном движении тела или при поднятии тяжести?

141. У Вас часто идет кровь из носа?

142. Есть у Вас выделения из уха?

143. Слуховые нарушения начались неожиданно? Если да, то покажите, пожалуйста, в каком ухе?

144. Не наблюдаете ли Вы увеличенного выделения слез?

145. Не чувствуете ли Вы давления в глазах?

146. Показывайте мне написанные цифры путем поднятия соответствующего количества пальцев!

147. Вам что-то брызнуло в глаза? Это

    1. кислота?
    2. щелочной раствор?
    3. неизвестная жидкость?

148. У Вас были нарушения зрения (завеса перед глазами)?

149. Вы можете отчетливо различать этот шрифт?

150. Вы видете все в раздвоенном виде?

151. Вас ужалило какое-нибудь насекомое?

152. Имели ли Вы в последние дни дело с какими-либо новыми веществами?

    1. лекарствами
    2. цветами (например, примулой)
    3. травяным чаем, травяными ликерами
    4. промышленными веществами (масла, жиры, растворители, краски и т.д.)

153. Когда в последний раз у Вас было половое сношение?

154. Что Вы заметили сначала?

    1. боли при мочеиспускании
    2. выделения из мочеиспускательного канала
    3. образование язвы
    4. боли в паховой области

155. Когда Вас в последний раз осматривал врач-гинеколог?

156. У Вас есть выделения из влагалища?

157. Менструация у Вас регулярная? Напишите, пожалуйста,

    1. на какой день?
    2. сколько дней продолжается?

158. У Вас всегда очень сильное менструальное кровотечение?

159. В какой день началась последняя менструация?

160. Вы принимаете противозачаточные таблетки?

161. Имеется ли возможность беременности?

162. Вы беременны?

163. На каком месяце Ваша беременность?

164. Когда предполагаемый срок родов?

165. С какого времени Вы чувствуете шевеления ребенка?

166. Не заметили ли Вы, что в последнее время живот немного опустился? Когда это было?

167. Когда началось это кровотечение?

168. Вы хотите обязательно сохранить беременность?

169. Сколько у Вас уже детей?

170. Сколько у Вас было уже выкидышей?

171. Прежние роды проходили без осложнений?

172. Были ли при прежних родах

    1. очень слабые схватки?
    2. кесарево сечение (оперативные роды)
    3. помощь инструментов (щипцы, вакуумный экстрактор)?
    4. разрыв промежности?
    5. послеродовые кровотечения?

173. Знаете ли Вы группу крови отца Вашего ребенка?

174. Были ли у Вас в последнюю неделю беременности

    1. кровотечения?
    2. головные боли?
    3. нарушения зрения (мерцания)?
    4. повышенное кровяное давление?
    5. опухали ли ноги?
    6. желтая окраска кожи?

175. Когда у вас начались регулярные схватки?

176. Через сколько минут приходят сейчас схватки?

177. Околоплодные воды уже отошли?

178. Вы чувствуете шевеление ребенка?

179. После того, как я Вам сейчас подам знак, глубоко вздосните и тужьтесь!

180. Ваш ребенок чувствует себя хорошо.

181. Вас ударило электрическим током?

182. Вы долго находились на солнце?

183. Вы случайно выпили незнакомую жидкость?

184. Вы не знаете, какая это могла быть жидкость?

    1. кислота
    2. щелочь
    3. вещество бытовой химии?

185. Вы приняли большую дозу лекарства?

186. Вы приняли

    1. снотворное и успокаивающее средство?
    2. болеутоляющее средство?
    3. сердечное лекарство?
    4. какие-либо другие лекарства?

187. Вы хотели сами покончить с собой?

2.5 Собственный анамнез

188. Если вы больны одной из следующих болезней, то покажите нам, пожалуйста, такое количество пальцев, которое соответствует цифре перед соответствующей болезнью. Если Вы болели одной из этих болезней раньше, то напишите нам год.

   1. туберкулез легких
   2. бронхиальная астма
   3. хронический бронхит
   4. язва желудка и двенадцатиперстной кишки
   5. болезнь желочного пузыря
   6. заболевание поджелудочной железы
   7. сахарная болезнь (Diabetes mellitus)
   8. тромбоз
   9. эмболия
   10. гемморагический диатез (склонность к кровотечению).

189. Вот еще несколько болезней.

   1. глаукома
   2. заболевания сердца
   3. нарушения снабжения кровью
   4. эпилепсия или другие спазматические заболевания
   5. аллергия
   6. болезнь щитовидной железы
   7. ревматическая лихорадка
   8. перелом кости (покажите где?)
   9. половые болезни
   10. опухолевые заболевания (покажите где?)

190. Может быть Вы можете написать, как обозначают врачи вашей страны эту болезнь?

191. Вас когда-нибудь оперировали? Какой орган?

   1. слепая кишка (аппендицит)
   2. сердце
   3. легкие
   4. желудок
   5. желчный пузырь
   6. почки
   7. кишечник
   8. матка
   9. яичники
   10. мочевой пузырь или предстательная железа

192. Не знаете ли Вы, не удалили ли Вам при другой операции заодно *аппандикс?*

193. Какие половые болезни у Вас уже были?

   1. триппер (гонорея)
   2. сифилис (люес)
   3. другие половые болезни.

194. Болеет ли кто-нибудь из ваших кровных родных бронхиальной астмой или аллергическими болезнями?

2.6 Осмотр

195. Сейчас я хочу Вас осмотреть

196. Откройте, пожалуйста, рот!

197. Разденьтесь, пожалуйста, до пояса!

198. Откройте, пожалуйста, живот!

199. Откройте, пожалуйста, широко оба глаза!

200. Делайте , пожалуйста, глубокие вдохи и выдохи с открытым ртом!

201. Задержите, пожалуйста, воздух!

202. Расслабьтесь, пожалуйста, совсем!

203. Сейчас я прощупаю Ваш живот . Скажите, пожалуйста, если будет больно!

204. Вам больно, когда я здесь стучу?

205. Попробуйте, пожалуйста, точно повторить мои движения!

206. Я Вам что-нибудь произнесу. Повторите, пожалуйста, за мной эти звуки по моему требованию!

207. Смотрите, пожалуйста, все время на мой палец!

208. Пробегите, пожалуйста, туда и обратно!

209. Я должен осмотреть Вас через прямую кишку!

210. Я должен осмотреть Вас через влагалище!

2.7 Сообщение диагностических планов.

211. Для более полного ознакомления с Вашей болезнью мы хотим провести еще несколько технических и лабораторных исследований.

212. Для более точной оценки Вашего сердца мы хотим снять электроКардиограмму.

213. Для лучшего рассмотрения функций головного мозга мы хотим снять электроэнцефалограмму.

214. Мы хотим измерить Вам температуру тела.

215. Мы хотим измерить Вам давление крови.

216. Мы хотим сделать рентгеновский снимок.

217. Мы возьмем из мочки уха немного крови для анализа.

218. Мы возьмем у Вас из вены руки немного крови для анализа.

219. Мы хотим сделать анализ мочи. Помочитесь, пожалуйста, в эту банку!

220. Мы хотим сделать анализ Вашей мочи и должны поэтому взять мочу катетором.

221. Мы должны сделать мазок.

222. Мы хотим измерить глазное давление. Откройте, пожалуйста, широко оба глаза и смотрите на этот снимок!

223. Мы должны сделать анализ кала. Положите, пожалуйста, часть от Вашего следующего стула в эту тумбочку!

224. Мы должны сделать анализ мокроты. Сплюньте Вашу мокроту при кашле в этот сосуд!

2.8 Сообщение общего диагноза

225. Речь идет о
    1. переломе кости
    2. ушибе
    3. вывихе
    4. ущемлении
    5. растяжении

226. У вас сотрясение мозга

227. Речь идет о воспалении.

228. Речь идет об абсцессе.

229. Речь идет об инфекционном заболевании.

230. Речь идет о внутреннем заболевании. Заболел следующий орган
    1. сердце
    2. легкие
    3. желудок
    4. кишечник
    5. желчный пузырь
    6. печень
    7. поджелудочная железа
    8. почки/мочевой пузырь
    9. внутренние половые органы.

231. Речь идет об остром заболевании в брюшной полости.

232. У Вас простудная инфекция.

233. Вы беременны, очевидно на . . . месяце.

234. Вы быстро выздоровеете.

2.9 Сообщение дальнейших терапевтических мероприятий и дальнейшего лечения

235. Я должен оправить Вас в больницу.

236. Я хочу направить Вас для наблюдения в больницу.

237. Я передаю Вас врачу-специалисту.

238. Вас доставят на больничном транспорте.

239. Вы должны строго соблюдать постельный режим.

240. Вам не обязательно лежать в постели, Вы можете

1. сидеть в кресле
2. ходить по комнате
3. выходить из квартиры

241. Вам нужна операция. Вы даете Ваше согласие?

242. Мы должны произвести вызкабливание.

243. Вы получите краткосрочный наркоз.

244. Когда Вы ели и пили в последний раз? Напишите, пожалуйста, время на бумажке.

245. Получите, пожалуйста, лекарство в аптеке! Это

1. капли
2. таблетки
3. драже (проглотить целиком)
4. капсулы (глотать целиком)
5. микстура
6. мазь.

246. Вы должны принимать лекарство, как записано на этом листке.

247. Вы должны наносить мазь . . . раз в день.

248. Я прописал Вам капли. Капайте, пожалуйста, по . . . капель в день

1. глаз
2. ухо
3. нос

249. Вы должны соблюдать диету, Вам можно есть и пить только

1. чай (из ромашки или мяты)
2. сухари
3. мучной суп
4. подсушенный хлеб
5. я Вам дам с собой инструкцию.

250. Пожалуйста, не ешьте и не пейте ничего ближайшие. . . часов!

251. Мы должны провести примывание желудка.

252. Мы должны произвести катетеризыцию.

253. Мы должны сделать нарез, чтобы дать выход гною.

254. А сейчас мы сделаем Вам местный наркоз.

255. Мы наложим Вам повязку.

256. Мы наложим Вам гипсовую повязку.

257. Мы зашили Вам рану. Швы должны быть сняты . . .

258. Повязку следует сменить . . .

259. Вам нельзя произносить ни одного слова, даже шепотом!

260. Сейчас Вам сделают обезболивающий укол.

261. Вам должные сделать иммунизацию против

1. столбняка
2. бешенства
3. . . . . .

262. Пожалуйста, тотчас же подайте знак, если вы почувствуете какие-либо изменения (например сильное сердцебиение, зуд в руках, жар, беспокойство и т.д.)

263. Вы заразны.

264. Вам нельзя иметь половых сношений!
Вам нельзя употреблять алкоголь!
Все лица, с которыми Вы имели половые сношения, должные также пройти курс лечения.

265. Вы должны снова прийти ко мне . . . .

266. Пойдите, пожалуйста, . . . у Вас на родине к врачу

1. терапевту
2. хирургу
3. гинекологу
4. детскому врачу
5. кожнику
6. глазному врачу
7. врачу по болезням уха, горла, носа
8. невропатологу
9. психиатру
10. зубному врачу.

267. Я передам Вам для Вашего врача письмо.

268. С. . . Вы без опасения можете ехать домой на

1. поезде
2. автомобиле
3. замолете

269. Сейчас Вы можете идти.

270. Хотите, чтобы мы заказали для Вас такси?

271. Подождите, пожалуйста, санитарная машина доставит Вас домой.

Englisch – English

G. Hoyer, U. Hoyer, *Ärztlicher Dolmetscher*,
DOI 10.1007/978-3-662-48739-6_3,

3.1 General

1. Your are now in a doctor's surgery. First of all, I will ask you a few questions and then examine you.
2. Please answer either by nodding or shaking your head.
3. Please write the answer on this piece of paper.
4. There are other possibilities with regard to this question and you will find numbers next to the variants. Indicate the applicable numeral, by holding up the corresponding number of fingers.
5. All the questions apply to your sick child.
6. Please take it easy. We will help you.
7. Please indicate where.
8. How often have you noticed this during the day? Indicate by holding up the appropriate number of fingers.
9. When was that? Please write down the date and if possible the year.
10. For how long? Please write down the data and if possible the year.
11. Did you ever have the symptoms which have just been described?
12. You have driven your car under the influence of alcohol. I must ask you a few questions and take a blood sample.

3.2 Personal information

13. What is your name (surname, christian name(s))?
14. Which country do you come from?
15. When were you born?
16. Where do you live in your native country?
17. Where are you living in our country?
18. Does anyone live here with whom you are acquainted?
19. What is the name and address of your next of kin?
20. Whould you like us to send a message to your next of kin?
21. Would you like us to send a message to your embassy/consulate in Berlin?
22. Do you want us to inform anybody by phone of your illnesa?
23. Please write down the wording of the message.
24. Are you insured in the event of sickness?
25. Please write down the name and address of your insurance company.

26. When did you enter our country?
27. How long do you intend staying in our town?
28. How long do you intend staying in our country?
29. Please show me your identity card/passport.
30. Are you a member of a diplomatic mission?

3.3 Present case history (general)

31. Did you fall ill suddenly?
32. How long have you been ill? Indicate the number of weeks by holding up the appropriate number of fingers.
33. Have you ever had a similar illness like this before?
34. Please indicate with your finger the place on your body where you first became aware of the illness (complaint).
35. Have you recently visited other countries? If so, then please write down the date and the country in question.
36. Do you take medicine regularly?
37. Can you show us the medicine in question?
38. Do you receive regular medical treatment? If so, for what?
    1. Heart
    2. Lungs
    3. Stomach/bowels
    4. Liver/gallbladder
    5. Kidneys/bladder
    6. Abdominal and reproductive organs
    7. Eyes
    8. Neck, nose, ears
    9. Skin
    10. Nerves, emotions
39. Did you have fever? If so, write down the highest temperature registered on the thermometer together with the appropriate date.
40. Do you feel depressed and tired?
41. Have you suffered recently from a feverish infection?
42. Are you in pain?
43. Indicate with your finger the place where it hurts.
44. In which manner did the pain appear?
    1. Quite suddenly and with great intensity
    2. Gradually and with increasing strength
    3. Suddenly, resembling cramp, alternating in intensity
45. Where do these pains begin?

46. Do you often have headaches?

47. Do you sleep well?

48. Do you suffer from a lack of appetite?

49. Do you feel like having nausea?

50. Do you have bouts of giddiness?

51. Do you suffer from constant giddiness?

52. Do you detect buzzing in your ears?

53. Do you sometimes faint?

54. Does your skin itch?

55. Have you been nervous recently and short-tempered?

56. Have you been irritated? Professional and family quarrels?

57. Have you ever suffered from a nervous breakdown?

58. Have you lost weight recently?
Please write down
    1. how many kilogrammes
    2. during what period of time?

59. Have you ever had an allergic reaction?

60. Are you hypersensitive to anything at all?
    1. Medicines
    2. Soap and cosmetics
    3. Certain plants (e.g. primrose)
    4. Certain foods (e.g. fish)

61. Do you suffer from hay fever in the Spring or Summer?

62. Have you ever suffered from epileptic fits?

63. Do you know your blood group?

64. From which infectious diseases has your child suffered?
    1. Measles
    2. Scarlet fever
    3. Mumps
    4. German measles
    5. Diphtheria
    6. Smallpox
    7. Chicken pox

65. Against which diseases has your child been inoculated?
    1. Tetanus
    2. Whooping cough
    3. Diphtheria
    4. Smallpox
    5. Measles
    6. Tuberculosis
    7. Infantile paralysis (poliomyelitis)
    8. Yellow fever
    9. Other diseases

66. When did you have your last alcoholic drink?

67. What was it?

    1. Beer
    2. Wine or champagne
    3. Spirits

68. Indicate the number of glasses that you drank, by holding up the corresponding number of fingers.

69. Did you eat

    1. before
    2. during
    3. after the partaking of alcohol?

3.4 Present case history (detailed)

70. Have you ever had a heart attack?

71. Did you break out in a sweat?

72. Do you have an inner feeling of anxiety?

73. Did you have a fear of dying or was it not quite so bad as that?

74. Do you often suffer from an oppressive feeling on your chest?

75. Do you easily get out of breath?

76. Do you have difficulty in breathing

    1. when in a relaxed position
    2. when walking
    3. when going upstairs or in case of more strenuous physical activity
    4. at night after a few hours sleep, does the situation improve if you sit down?

77. Have the lower parts of your legs been swollen at all recently?

78. How long have the lower parts of your legs been swollen?
    Indicate the number of months by holding up the corresponding number of fingers.

79. Are the lower parts of your legs only swollen in the evening?

80. Do you have to go to the toilet during the night? How often? Indicate with your fingers.

81. Does your pulse sometimes beat

    1. too fast (more than 120 beats per minute)
    2. too slow (less than 35 beats per minute)?

82. Do you ever notice if your heart sometimes beats irregularly?

83. Have you ever suffered from a heart disease? If so, which one?

    1. Inflammation of the heart
    2. Cardiac infarction
    3. Is a cardiac defect known?

84. Do you suffer from
    1. low blood pressure
    2. high blood pressure?
85. Do you suffer from diarrhea? How often during the course of the day?
86. Is your bowel movement otherwise regular?
87. Is your excrement
    1. of a normal appearance
    2. very hard
    3. like thin paste
    4. like water?
88. Have you eaten anything, which could have brough about the illness?
    1. preserves
    2. fish
    3. old meat or sausage
    4. mushrooms
    5. or drunken a large quantity of alcohol
89. Are these pains dependent on the intake of food? If so, do they occur
    1. immediately after meals
    2. not until some time afterwards?
90. Do you experience pains when you are hungry?
91. Do you sometimes have heart-burn
92. Do you often suffer from wind?
93. Do you suffer regularly from flatulence?
94. Have you vomited? How often?
95. Did the vomit look black?
96. Do you have an aversion to certain foods?
    1. fatty meat
    2. peas, cabbage?
97. When did you last evacuate your bowels? Indicate how many hours ago by holding up the corresponding number of fingers.
98. What was the colour of your last excrements?
    1. normal
    2. the normal brown colour with red deposits
    3. the normal brown colour with mucus deposits
    4. black
    5. whitish grey
99. Has your stomach increased in size recently?
100. Have you ever had gastric ulcers?
101. Do you know if you have
    1. Gall stones
    2. Nephritic stones?
102. Have you recently had a
    1. gallstone colic
    2. renal colic?

103. How long has your skin had a yellow discolouring?
Indicate the number of days by the corresponding number of fingers.

104. Have you a cough?

105. Does it hurt when you cough?

106. Does it hurt when you breathe?

107. Have you expectoration? If so, what does it look like?

1. whitish-grey
2. yellowish-green
3. grey with reddish admixtures
4. light red and foamy
5. dark red

108. When did you last urinate? Indicate the number of hours by holding up the corresponding number of fingers.

109. Do you have to wait a certain length of time before you are able to urinate?

110. What is the colour of your urine?

1. light
2. dark yellow
3. reddish
4. brownish beer colour

111. Do you suffer any pain or burning feeling when you urinate?

112. Do you have to urinate more often than usual and in doing so, only discharge a small amount?

113. Do your father, mother or any of your sisters suffer from diabetes (Diabetes mellitus)?

114. Have you recently suffered from an intense thirst?

115. Do you treat your diabetes with

1. insulin injections
2. tablets
3. only by keeping to a diet?

116. Did you eat normally after the last insulin injection?

117. Did the pain in your leg occur

1. quite suddenly, abruptly
2. gradually?

118. Do the pains improve when you let your leg hang loosely?

119. Has your neck increased in size in the last year?

120. Did you fall down?

121. Please try to re-enact the accident.

122. Can you remember all the details (circumstances of the accident) precisely?

123. Were you unconscious?

124. Did you cut yourself?

125. Have you bruised yourself?

126. Have you been hit?

127. Did you receive a blow in the stomach?

128. Have you had a traffic accident?

129. Were you involved in this accident as a

    1. pedestrian
    2. cyclist
    3. motor cyclist
    4. car driver?

130. Were the others involved

    1. pedestrians
    2. cyclists
    3. motor cyclists
    4. car drivers
    5. trams
    6. trains?

131. Did you bleed heavily?

132. We are going to show you a recepticle. Was the loss of blood greater than the volume of this?

133. Were you bitten by an animal?

    1. dog
    2. cat
    3. snake
    4. fox or badger
    5. or other animal

134. Did you burn yourself or were you scolded?

135. Has the limb in question by any chance been frost-bitten?

136. Have you hurt yourself recently (even if it was not very serious)?

137. Have you been inoculated against tetanus

138. Can you produce proof of this inoculation?

139. Have you ever been injected with animal serum?

    1. from a horse
    2. from a bullock
    3. from a wether
    4. from any other animal

140. Did this pain occur when you carried out an extraordinarily strenuous physical movement or when you lifted something heavy?

141. Do you often suffer from nose bleeds?

142. Do you have a discharge from your ear?

143. Was your hearing suddenly impaired? If so, please indicate which ear.

144. Have you notices an increase in the flow of tears?

145. Do you have a feeling of pressure in your eyes?

146. Indicate the figures written by me, by holding up the corresponding number of fingers.

147. Did something squirt into your eye? Was it
    1. acid
    2. lye
    3. an unknown liquid
148. Did you have something impairing your field of vision (Haze in front or your eyes)?
149. Can you clearly make out this writing?
150. Do you have double vision?
151. Did an insect bite you?
152. Have you recently come into contact with some new kind of substance
    1. medicines
    2. flowers (e.g. primroses)
    3. herbal tea, herbal liquor
    4. industrial substances (oil, fat, solvents, paints etc.)
153. When was the last time that you had sexual intercourse?
154. What did you notice first of all?
    1. pains when urinating
    2. discharge from the renal tubule
    3. ulceration
    4. pains in the groin
155. When did you last have a gynaecological examination?
156. Do you have a discharge from the vagina?
157. Is your period regular? Please write down
    1. the number of days between each period
    2. the number of days it lasts
158. Do you always have a particularly strong discharge of blood?
159. On which day did your last period commence?
160. Do you take the contraceptive pill?
161. Is it possible that you are pregnant?
162. Are you pregnant?
163. In which month of pregnancy are you?
164. When is the expected date of birth?
165. How long have you been experiencing the movements of the child?
166. Have you noticed recently that your stomach has sunken somewhat? When was that?
167. How long have you been bleeding?
168. Do you definitely wish to sustain the pregnancy?
169. How many children have you already had?
170. How many miscarriages have you had?

171. Were the previous births without complications?

172. During an earlier birth, did you have

   1. very weak labour pains
   2. caesarian section (surgical delivery)
   3. the help of surgical instruments (forceps, vacuum extractor)
   4. perineal tear
   5. secondary haemorrhage

173. Do you know the blood group of the father of your child?

174. In the last weeks of pregnancy, did you have

   1. bleeding
   2. headaches
   3. impairment of vision (flickering)
   4. higher blood pressure
   5. swollen legs
   6. a yellow tinge on your skin?

175. How long have you been having labour pains?

176. How many minutes interval is there between the labour pains?

177. Has amnion fluid been discharged?

178. Can you detect the movements of the child?

179. When we give you the word, breathe in and press at the same time.

180. Everything is going well with your child.

181. Have you had an electric shock?

182. Were you exposed to sunlight for a long time?

183. Did you drink some unknown fluid by mistake?

184. Do you know if the fluid was

   1. acid
   2. lye
   3. household chemical

185. Did you take a large quantity of medicine?

186. Did you take

   1. sleeping pills or tranquillizers
   2. pain killers
   3. cardiac stimulants
   4. other medicines?

187. Did you want to commit suicide?

3.5 Self anamnesis

188. If you suffer from any of the following illnesses, then indicate by holding up the appropriate number of fingers corresponding to the number relating to each illness. If you have suffered from any of the illnesses before in your life, then write down many years ago you contracted them.

1. pulmonary tuberculosis
2. bronchial asthma
3. chronic bronchitis
4. stomach and duodenal ulcers
5. gallbladder disease
6. pancreopathy
7. diabetes (diabetes mellitus)
8. thrombosis
9. embolism
10. haemorrhages

189. There are still some other illnesses to be mentioned namely:

1. glaucoma
2. heart disease
3. disturbed blood supply to the brain
4. epilepsy or other varicoses
5. allergies
6. disease of the thyroid
7. rheumatic fever
8. bone fracture (indicate where)
9. venereal disease
10. tumour (indicate where)

190. Could you write down the term used by the doctors in your country to describe this illness?

191. Have you ever undergone an operation? For which part of your body?

1. appendix
2. heart
3. lung
4. stomach
5. gallbladder
6. kidney
7. intestines
8. uterus
9. ovary
10. bladder or prostate

192. Do you know if your appendix was extracted during another operation?

193. Which type of venereal disease have you had already?

1. gonorrhoea
2. syphilis
3. other venereal diseases

194. Do any of your blood relations suffer from bronchial asthma or allergic disease?

3.6 Examination

195. I should now like to examine you.

196. Please open your mouth.

197. Please remove the clothes from the upper part of your body.

198. Please let me examine your stomach.

199. Can you open your eyes wide.

200. Please breathe in and out deeply through your mouth.
201. Please hold your breath.
202. Please relax.
203. I am now going to feel your stomach. Please say when you feel pain.
204. Does it hurt when I tap here?
205. Please try to imitate my movements.
206. I shall now say something to you. Please repeat the sounds when I tell you.
207. Please concentrate on my finger all the time.
208. Please run over there and back again.
209. I must examine you from your anus.
210. I must examine you from the vagina.

3.7 Information concerning a diagnosis

211. We wish to perform some technical and laboratory tests, to obtain more exact knowledge of your illness.
212. We would like to make an electrocardiogram to enable us to make a better assessment of your heart.
213. We would like to make an electro-encephalogram to make a better assessment of the function of your brain.
214. We would like to measure your body temperature.
215. We would like to take your blood pressure.
216. We would like to take an X-ray.
217. We would like to take a sample of your blood from one your earlobes for further examination.
218. We would like to take a sample of your blood from your arm vein for examination.
219. We would like to take a urine sample. Please pass some water into this jar.
220. We would like to test your urine and for that reason we must insert a catheter.
221. We must make a swab.
222. We would like to measure your eye pressure. Please open both your eyes wide and look at this object.
223. We must examine your excrement. Please place a little of your next excrement in this sterile tube.
224. Your phlegm must be examined. Please cough some up into this container.

3.8 Information concerning an extensive diagnosis

225. You have
    1. a fracture
    2. a bruise
    3. a sprain
    4. a contusion
    5. a strain
226. You have concussion.
227. It is inflamed.
228. It is an abscess.
229. It is an infectious disease.
230. It is an internal illness. The following organ is affected:
    1. heart
    2. lung
    3. stomach
    4. intestines
    5. gallbladder
    6. liver
    7. pancreas
    8. kidney/bladder
    9. internal reproductive organs
231. It is an acute abdominal disease.
232. You have a cold infection.
233. You are pregnant, probably in the … month of pregnancy.
234. You will soon be well again.

3.9 Information about therapeutic measures and further treatment

235. I must send you to hospital.
236. I should like to send you to hospital for observation.
237. I shall send you to a specialist.
238. You will be taken by ambulance.
239. Whatever you do, you must stay in bed.
240. You do not have to stay in bed, you can
    1. sit in a chair
    2. walk about the room
    3. go outside
241. You must have an operation. Will you give your consent?
242. We must make an abrasion.
243. You will be put under an anaesthetic.
244. When did you last eat or drink? Please write down how many hours ago.

245. Please fetch this medicine from the chemist. It consists of

    1. drops
    2. tablets
    3. dragees (to be swallowed whole)
    4. capsules (to be swallowed whole)
    5. syrup
    6. ointment

246. When taking the medicine, follow the directions which I have written down on this piece of paper.

247. You must apply the ointment … times daily.

248. I have prescribed drops for you. Please apply … drops daily to

    1. the eye
    2. the ear
    3. the nostrils

249. First of all, you must keep to a diet and only eat or drink

    1. tea (chamomile or peppermint)
    2. rusks
    3. water-gruel
    4. toast
    5. I will provide instructions.

250. Please do not eat or drink anything within the next … hours.

251. We must wash your stomach out.

252. You must be catheterised.

253. We must make an incision in order to release the pus.

254. You are going to be put under a local anaesthetic.

255. We are going to apply a dressing.

256. We are going to apply a plaster cast.

257. We have stitched up the wound. The threads must be removed on the …

258. The bandage must be changed on the …

259. You must not utter a word, not even a whisper.

260. You will now be given a pain killing injection.

261. You must be inoculated against

    1. tetanus
    2. rabies
    3. …

262. Please give us some indication, if you detect any change whatsoever (e.g. palpitation of the heart, tingling sensation in the arms, feeling of heat, unrest etc.)

263. You are contagious.

264. You must not have sexual intercourse.
    You must not drink any alcohol.
    All those with whom you have had sexual intercourse must be treated.

265. You must come back again on the …

266. In your native country please go and see a doctor,

1. an internal specialist
2. surgeon
3. gynaecologist
4. children's specialist
5. skin specialist
6. eye specialist
7. ear, nose, and throat specialist
8. neurologist
9. psychiatrist
10. dentist

267. I will give you a letter to give to your doctor.

268. You can without any further hesitation set out on your journey home by

1. train
2. car
3. plane

269. You can go now.

270. Would you like us to call a taxi?

271. Please wait, you will be taken home by ambulance.

Französisch – Français

G. Hoyer, U. Hoyer, *Ärztlicher Dolmetscher,*
DOI 10.1007/978-3-662-48739-6_4,

4.1 Généralités et moyens de se faire comprendre

1. Vous trouvez ici dans un cabinet médical. Je vais vous poser d'abord quelques questions pour vous examiner ensuite.
2. Répondez aux questions par oui (= hochez la tête en signe d'approbation) ou par non (= hochez la tête en signe de dénégation).
3. Ecrivez la réponse sur ce papier.
4. Cette question permet de donner plusieurs réponses, elles sont précédées de chiffres. Montrez le nombre de doigts qui correspond au numéro de la réponse correcte.
5. Toutes les questions s'appliquent par analogie à votre enfant malade.
6. Calmez-vous, nous allons vous aider.
7. Montrez où.
8. Combien de fois par jour observez-vous cela! Montrez le nombre correspondant de doigts.
9. Quand est-ce que cela s'est manifesté? Précisez la date (et l'année le cas échéant).
10. Depuis combien de temps? Précisez la date (et l'année, le cas échéant).
11. Avez-vous déjà eu les symptômes que vous venez de décrire?
12. Vous avez conduit votre voiture en état d'ébriété. Je suis obligé de vous poser quelques questions et de faire une prise de sang.

4.2 Identité

13. Comment vous appelez-vous (nom, prénom)?
14. De quel pays venez-vous?
15. Quand êtes-vous né?
16. Où habitez-vous dans votre pays?
17. Où habitez-vous dans notre pays?
18. Est-ce qu'il y a ici quelqu'un qui vous connaisse?
19. Quels sont le nom et l'adresse de votre parent le plus proche?
20. Désirez-vous que nous envoyions un message à votre famille?
21. Désirez-vous que nous envoyions un message à votre embassade/consulat à Berlin?
22. Est-ce que nous devons informer quelqu'un de votre maladie par téléphone?
23. Ecrivez le texte du message.
24. Avez-vous une assurance maladie?

25. Ecrivez le nom et l'adresse de votre compagnie d'assurance.
26. Quand êtes-vous entré dans notre pays?
27. Combien de temps restez-vous dans notre ville?
28. Combien de temps restez-vous dans notre pays?
29. Montrez-moi votre carte d'identité/passeport.
30. Faites-vous partie d'une représentation diplomatique?

4.3 Anamnèse actuelle (générale)

31. Votre maladie s'est-elle déclarée brusquement?
32. Depuis quand êtes-vous malade? Montrez le nombre de doigts correspondant aux semaines.
33. Avez-vous déjà eu une telle maladie?
34. Indiquez du doigt l'endroit de votre corps où vous avez d'abord remarqué la maladie (les douleurs).
35. Avez-vous dernièrement séjourné dans d'autres pays? Si oui, précisez la date et le pays.
36. Prenez-vous régulièrement des médicaments?
37. Pouvez-vous nous montrer ces médicaments?
38. Etes-vous sous contrôle médical permanent? Si oui, pourquoi?
    1. cœur
    2. poumons
    3. estomac/intestin
    4. foie/bile
    5. reins et vessie
    6. organes du bas-ventre et organes génitaux
    7. yeux
    8. oto-rhino-laryngologie
    9. peau
    10. nerfs/psychisme
39. Avez-vous eu de la fièvre? Si oui, précisez la température maximale que vous avez mesurée et sa date.
40. Est-ce que vous vous sentez épuisé et fatigué?
41. Avez-vous eu une infection fiévreuse ces dernières semaines?
42. Avez-vous des douleurs?
43. Indiquez du doigt l'endroit où vous avez mal.
44. Comment cette douleur s'est-elle présentée?
    1. tout à fait brusquement et avec toute son intensité?
    2. peu à peu et avec une intensité croissante?
    3. brusquement, de façon spasmodique et d'intensité variable?

45. Où est-ce que ces douleurs se propagent?
46. Avez-vous souvent mal à la tête?
47. Est-ce que vous dormez bien?
48. Souffrez-vous d'un manque d'appétit?
49. Souffrez-vous de nausées?
50. Etes-vous atteint d'étourdissements?
51. Avez-vous des sensations permanentes de vertige?
52. Avez-vous des bourdonnements d'oreille?
53. Est-ce qu'il vous arrive de vous évanouir?
54. Avez-vous des démangeaisons?
55. Est-ce que vous avez été souvent énervé et facilement irritable ces derniers temps?
56. Avez-vous eu des ennuis? Des conflits sur le plan professionel ou familial?
57. Avez-vous déjà eu une dépression nerveuse?
58. Avez-vous perdu du poids dernièrement?
    Précisez par écrit
    1. le nombre de kilogrammes
    2. dans que espace de temps
59. Avez-vous déjà eu une réaction allergique?
60. Etes-vous hypersensible à certaines substances?
    1. médicaments
    2. savons ou produits de beauté
    3. certaines plantes (par ex. primevère)
    4. certains aliments (par ex. poissons)
61. Avez-vous le rhume des foins au printemps ou en été?
62. Avez-vous eu autrefois des crises d'épilepsie?
63. Connaissez-vous votre groupe sanguin?
64. Quelles sont les maladies infectieuses que votre enfant a eues?
    1. la rougeole
    2. la scarlatine
    3. les oreillons
    4. la rubéole
    5. la diphtérie
    6. la variole
    7. la varicelle
65. Contre quelles maladies votre enfant a-t-il été vacciné?
    1. le tétanos
    2. la coqueluche
    3. la diphtérie
    4. la variole
    5. la rougeole
    6. la tuberculose
    7. la poliomyélite
    8. la fièvre jaune
    9. autres maladies

66. Depuis combien d'heures avez-vous bu de l'alcool pour la dernière fois?
67. Qu'avez-vous bu?
    1. de la bière
    2. du vin ou du champagne
    3. des spiritueux
68. Montrez le nombre de doigts correspondant au nombre de verres que vous avez bus.
69. Avez-bus mangé
    1. avant
    2. pendant
    3. aprés l'absorption de l'alcool?

4.4 Anamnesis actual (específica)

70. Avez-vous eu une attaque cardiaque?
71. Avez-vous eu des sueurs abondantes (hyperhidrose)?
72. Avez-vous des angoisses?
73. Avez-vous sensation de «peur de la mort» ou quelque chose d'analogue?
74. Avez-vous parfois des sensations d'oppression?
75. Etes-vous rapidement dyspnéique (essoufflé)?
76. Avez-vous des dyspnées
    1. au repos
    2. en marchant
    3. en montant les escaliers ou en effectuant des efforts physiques importants
    4. la nuit, après quelques heures des sommeil; votre état s'améliore-t-il quand vous vous redressez en position assise?
77. Avez-vous eu les hjambes enflées ces derniers temps?
78. Depuis quand avez-vous les jambes enflées? Montrez le nombre de doigts qui correspond aux mois.
79. Vos hambes, ne sont-elles enflées que le soir?
80. Avez-vous besoin d'uriner la nuit? Combien de fois? Montrez le nombre de doigts correspondant.
81. Est-ce que votre pouls est parfois
    1. trop rapide (plus de 120 pulsations par minute)
    2. trop lent (moins de 35 pulsations par minute)
82. Sentez-vous parfois votre cœur battre irrégulièrement?
83. Avez-vous déjà eu une affection cardiaque? Si oui, laquelle?
    1. cardite
    2. infarctus du myocarde
    3. anomalie cardique connue?

84. Est-ce que vous savez que
    1. vous faites de l'hypotension
    2. de l'hypertension?
85. Avez-vous la diarrhée? Combien de fois par jour?
86. Sinon, est-ce que vous allez régulièrement à la selle?
87. Est-ce que vos selles sont
    1. de forme normale
    2. très dures
    3. comme une pâte liquide
    4. comme de l'eau
88. Avez-vous absorbé un aliment qui aurait pu provoquer les symptômes de la maladie?
    1. des conserves
    2. du poisson
    3. de la viande ou de la charcuterie avancées
    4. des champignons
    5. avez-vous bu d'importantes quantités d'alcool?
89. Ces douleurs sont-elles fonction de l'absorption d'aliments? Si oui, se présentent-elles
    1. tout de suite aprés le repas
    2. quelque temps aprés le repas
90. Eprouvez-vous des douleurs quand vous avez faim?
91. Avez-vous parfois des aigreurs?
92. Souffrez-vous souvent de balonnements?
93. Avez-vous des vents régulièrement?
94. Avez-vous vomi? Combien de fois?
95. Est-que les vomissements étaient noirs?
96. Avez-vous une aversion pour certains aliments?
    1. viandes grasses
    2. pois, choux?
97. Quand êtes-vous allé la dernière fois à la selle? Montrez le nombre de doigts qui correspond aux heures.
98. Quelle était la couleur de vos dernières selles?
    1. normale
    2. normalement brune avec des dépôts rougeâtres
    3. normalement brune avec des dépôts muqueux
    4. noire
    5. gris blanchâtre
99. Votre ventre a-t-il augmenté de grosseur ces derniers temps?
100. Avez-vous déjà eu un ulcère à l'estomac?
101. Savez-vous si vous avez
    1. des calculs biliaires
    2. des calculs rénaux?

102. Avez-vous eu dernièrement
    1. des coliques hépatiques
    2. des coliques nephrétiques?
103. Depuis quand votre peau aL-tL-elle jauni? Montrez le nombre de doigts qui correspond aux jours.
104. Est-ce que vous toussez?
105. Est-ce que vous avez des douleurs en toussant?
106. Est-ce que vous avez mal en respirant?
107. Avez-vous des expectorations? Si oui, quel en est l'aspect?
    1. gris blanchâtre
    2. jaune verdâtre
    3. gris avec des substances rougeâtres
    4. rouge clair et mousseux
    5. rouge foncé
108. Quand avez-vous uriné pour la dernière fois? Montrez le nombre de doigts correspondant aux heures.
109. En urinant, devez-vous attendre un certain temps avant que l'urine ne vienne?
110. Quelle est la couleur de vos urines?
    1. claire
    2. jaune foncé
    3. rougeâtre
    4. brune (couleur de bière)
111. Avez-vous des sensations de douleur ou de brûlure en urinant?
112. Avez-vous besoin d'uriner plus souvent que d'habitude en n'éliminant que de faibles quantités à chaque fois?
113. Est-ce que votre père, votre mère ou vos frères et sœurs sont diabétiques (diabète sucré)?
114. Avez-vous eu, ces derniers temps, plus soif que d'habitude?
115. Est-ce que vous soignez votre diabète par
    1. des piqûres d'insuline
    2. des cachets
    3. seulement un régime?
116. Avez-vous mangé normalement après la derniére piqûre d'insuline?
117. Est-ce que les douleurs dans la jambe se sont présentées
    1. brusquement, d'un seul coup
    2. peu â peu?
118. Est-ce que la douleur diminue quand vous laissez pendre la jambe?
119. Votre cou a-t-il augmenté de volume cette année?
120. Avez-vous fait une chute?
121. Essayez de reconstituer l'accident.
122. Est-ce que vous souvenez exactement de tous les détails (du déroulement de l'accident)?

123. Aviez-vous perdu connaissance?

124. Est-ce que vous vous êtes fait une coupure?

125. Est-ce que vous vous êtes fait une meutrissure?

126. Est-ce qu'on vous a battu?

127. Avez-vous reçu un coup dans le ventre?

128. Avez-vous eu un accident de la route?

129. Dans cet accident, étiez-vous

    1. piéton
    2. cycliste
    3. motocycliste
    4. automobiliste?

130. Pour ce qui est des autres personnes ou des autres véhicules concernés par l'accident, s'agit-il de

    1. piétons
    2. cyclistes
    3. motocyclistes
    4. automobilistes
    5. tramway
    6. chemin de fer?

131. Avez-vous saigné abondamment?

132. Voici un récipient. Est-ce que les pertes de sang ont été plus importantes?

133. Est-ce que vous avez été mordu par un animal?

    1. chien
    2. chat
    3. serpent
    4. renard ou blaireau
    5. autres animaux

134. Est-ce que vous vous êtes brûlé ou échaudé?

135. Est-ce qu'il s'agit peut-être d'une congélation?

136. Avez-vous eu une blessure la semaine dernière (aussi petite soit-elle)?

137. Est-ce qu'on vous a vacciné contre le tétanos?

138. Avez-vous un certificat de cette vaccination?

139. Est-ce qu'on vous a jamais injecté un sérum animal?

    1. du cheval
    2. du bœuf
    3. du mouton
    4. d'un autre animal

140. Cette douleur est-elle apparue soudain en faisant un mouvement inhabituel ou en soulevant une charge?

141. Avez-vous souvent des saignements de nez?

142. Avez-vous des écoulements de l'oreille?

143. Avez-vous eu brusquement des troubles de l'ouïe? Si oui, montrez l'oreille en question.

144. Observez-vous un larmoiement plus important?

145. Avez-vous un sentiment de pression dans les yeux?

146. Indiques les chiffres que j'écrirai en levant le nombre de doigts correspondant.

147. Est-ce que vous avez reçu des éclaboussures dans l'œil? S'agit-il
    1. d'un acide
    2. d'une base
    3. d'un liquide inconnu?

148. Avez-vous eu des troubles de la vue (regard voilé)?

149. Pouvez-vous clairement reconnaître ces caractères?

150. Est-ce que vous voyez tout en double?

151. Est-ce qu'un insecte vous a piqué?

152. Est-ce que vous êtes enté en contact avec des substances nouvelles quelconques ces derniers jours?
    1. médicaments
    2. fleurs (par ex. primevère)
    3. tisanes, liqueur aux herbes
    4. substances professionnelles (huiles, graisses, solvants, peintures, etc.)

153. Quand est-ce que vous avez eu les derniers rapports sexuels?

154. Qu'est-ce que vous avez d'abord remarqué?
    1. douleurs en urinant
    2. écoulements de l'urètre
    3. formation de tumeurs
    4. douleurs dans la région de l'aine

155. Quand avez-vous subi le dernier examen gynécologique?

156. Avez-vous des écoulements vaginaux?

157. Avez-vous des régles normales? Précisez, par écrit,
    1. combien de jours dure votre cycle
    2. combien de jours durent vos régles

158. Est-ce que vos règles sont toujours très abondantes?

159. Vos dernières règles, quel jour ont-elles commencé?

160. Prenez-vous la pilule anticontraceptive?

161. Serait-il possible que vous soyez enceinte?

162. Etes-vous enceinte?

163. Dans quel mois êtes-vous?

164. Quelle est la date probable de l'accouchement?

165. Depuis quand sentez-vous les mouvements de l'enfant?

166. Avez-vous remarqué que le ventre s'est quelque peu abaissé ces derniers temps? Quand était-ce?

167. Depuis quel jour avez-vous maintenant vos règles?

168. Voulez-vous absolument poursuivre votre grossesse?

169. Combien d'enfants avez-vous déjà?

170. Combien de fausses couches avez-vous eures?

171. Est-ce que les accouchements précédents se sont effectués sans complications?

172. Lors d'un accouchement antérieur, avez-vous eu

    1. des contractions très faibles
    2. une césarienne (accouchement avec opération)
    3. assistance par des instruments (forceps, vacuum extractor)
    4. déchirure du périnée
    5. hémorragie secondaire?

173. Connaissez-vous le groupe sanguin du père de votre enfant?

174. Au cours de la dernière semaine de la grossesse, avez-vous eu

    1. des saignements
    2. des maux de tête
    3. troubles de la vue (scintillations)
    4. de l'hypertension
    5. des jambes enflées
    6. un jaunissement de la peau?

175. Depuis quand avez-vous maintenant des douleurs régulières?

176. A combien de minutes d'intervalle viennent maintenant les contractions?

177. Avez-vous eu des pertes de liquide amniotique?

178. Sentez-vous les mouvements de votre enfant?

179. Lorsque nous vous ferons signe, respirez profondément et poussez.

180. Votre enfant va bien.

181. Avez-vous reçu une décharge électrique?

182. Avez-vous été longtemps exposé aux rayons du soleil?

183. Avez-vous, par mégarde, bu un liquide inconnu?

184. Savez-vous s'il s'agit

    1. d'un acide
    2. d'une base
    3. d'un produit chimique à usage domestique?

185. Avez-vous absorbé une quantité importante de médicaments?

186. Avez-vous pris

    1. des somnifères et des calmants
    2. des analgésiques
    3. des tonicardiaques
    4. d'autres médicaments?

187. Avez-vous voulu mettre fin à vos jours?

4.5 Auto-anamnèse

188. Si vous souffrez d'une des maladies ci-après, montrez-nous le nombre de doigts qui correspond au chiffre précédant la maladie en question. Sie vous avez eu autrefois une de ces maladies, écrivez l'année.

1. tuberculose pulmonaire
2. asthme bronchique
3. bronchite chronique
4. u'cère gastrique et duodénal
5. affection de la vésicule biliaire
6. affection du pancréas
7. diabète sucré
8. thrombose
9. embolie
10. diathèse hèmorragique

189. Voici encore d'autres maladies:

1. glaucome
2. affection cardiaque
3. troubles de l'irrigation du cerveau
4. épilepsie ou autres affections spasmodiques
5. allergies
6. affections de la tyroïde
7. fièvre rhumatismale
8. fractures (indiquez l'endroit)
9. maladie vénérienne
10. tumeurs (indiquez l'endroit)

190. Pouvez-vous écrire le nom que les médecins de votre pays donnent à la maladie?

191. Avez-vous déjà subni une opération? A quel organe?

1. appendice
2. cœur
3. poumons
4. estomac
5. vésicule biliaire
6. reins
7. intestin
8. utérus
9. ovaires
10. vessie ou prostate

192. Savez-vous si votre appendice a été enlevé lors d'une autre intervention chirurgicale?

193. Quelles sont les maladies vénériennes que vous avez déjà eues?

1. gonorrhée
2. syphilis
3. autres maladies vénériennes

194. Y a-t-il parmi vos consanguins des cas d'asthme bronchique ou une affection allergique?

4.6 Examen

195. Je voudrais maintenant vous examiner.

196. Ouvrez la bouche.

197. Mettez-vous torse nu.

198. Déshabillez-vous.

199. Ouvrez les yeux tout grands.

200. Ispirez et expirez profondément en ouvrant la bouche.

201. Retenez votre souffle.

202. Relâchez complètement.

203. Je vais maintenant palper votre ventre. Dites-moi quand cela vous fait mal.

204. Est-ce que cela vous fait mal quand je frappe ici?

205. Essayey d' imiter mes mouvements le plus exactement possible.

206. Je vais dire quelque chose. Répétez ces sons quand je vous y invite.

207. Regardez toujours mon doigt.

208. Marchez jusque là-bas et revenez.

209. Je suis obligé de vous examiner de l'anus.

210. Je suis obligé de vous examiner du vagin.

4.7 Renseignements sur les intentions diagnostiques

211. Afin de pouvoir établir un diagnostic plus précis de votre maladie, nous voulons faire quelques examens techniques et de laboratoire.

212. Afin de pouvoir mieux juger votre cœur, nous allons faire un électrocardiogramme.

213. Afin de pouvoir mieux juger vos fonctions cérébrales, nous voulons faire un électroencéphalogramme.

214. Nous voulons prendre la température de votre corps.

215. Nous voulons prendre votre tension artérielle.

216. Nous voulons faire une radiographie.

217. Nous voulons faire un prélèvement de sang dans le lobe de votre oreille.

218. Nous voulons faire un prélèvement de sang dans la veine de votre bras.

219. Nous voulons examiner vos urines. Urinez dans ce verre.

220. Nous voulons examiner vos urines et devons pour cela mettre en place un cathéter.

221. Nous devons faire un frottis.

222. Nous voulons mesurer votre pression intra-oculaire. Ouvrez vos yeux tout grands et regardez cet objet.

223. Il faut examiner vos selles. Placer une petite portion de vos prochaines selles dans ce petit tube.

224. Il faut examiner vos expectorations. Toussez-les dans ce récipient.

4.8 Renseignements sur un diagnostic général

225. Il s'agit

1. d'une fracture
2. d'une contusion
3. d'une entorse
4. d'une meurtrissure
5. d'un claquage

226. Vous avez une commotion cérébrale

227. C'est une inflammation.

228. C'est un abcès.

229. C'est une maladie infectieuse.

230. Vous avez une maladie interne. Elle affect l'organe suivant:

1. le cœur
2. les poumons
3. l'estomac
4. l'intestin
5. la vésicule biliaire
6. le foie
7. le pancréas
8. les reins/la vessie
9. les organes sexuels internes

231. C'est une affection aiguë dans l'abdomen.

232. Vous avez une infection due à un refroidissement.

233. Vous êtes enceinte, probablement dans le … mois.

234. Vous allez rapidement être rétabli.

4.9 Renseignements sur des mesures thérapeutiques et le traitement qui suivra

235. Je suis obligé de vous faire hospitaliser.

236. Je veux vous faire hospitaliser pour vous placer en observation.

237. Je vous envoie à un spécialiste.

238. Vous serez transporté par une ambulance.

239. Je vous ordonne le repos complet.

240. Vous n'êtes pas obligé de rester au lit, vous pouvez

1. vous asseoir dans un fauteuil
2. marcher dans la chambre
3. quitter l'appartement.

241. Il faut vous opérer. Donnez-vous votre accord?

242. Nous devons faire un curetage.

243. Vous serez brièvement anesthésié.

244. Quand avez-vous absorbé les derniers aliments ou boissons? Ecrivez l'heure.

245. Allez chercher ces médicaments dans une pharmacie. Il s'agit de

  1. gouttes
  2. cachets
  3. dragées (à avaler entières)
  4. capsules (à avaler entières)
  5. sirop
  6. pommade

246. Vous devez prendre les médicaments de la façon précisée sur ce bout de papier.

247. Vous devez appliquer la pommade … fois par jour.

248. Je vous prescris des gouttes. Instillez … fois par jour … gouttes dans

  1. l'œil
  2. l'oreille
  3. les narines.

249. Vous devez pour l'instant observer un régime. Vous n'avez le droit de manger ou de boire que

  1. des infusions (camomille ou menthe)
  2. des biscottes
  3. des soupes à la farine
  4. du pain grillé
  5. je vous donne des instructions écrites.

250. Je vous prie de ne rien boire ou manger au cours des … prochaines heures.

251. Il faut faire un lavement de l'estomac.

252. Il faut vous cathétériser.

253. Nous devons faire une incision pour faire évacuer le pus.

254. Nous allons faire une anesthésie locale.

255. Nous allons vous faire un pansement.

256. Nous allons vous faire un plâtre.

257. Nous avons suturé la blessure. Il faudra enlever les fils le …

258. Il faudra remplacer le pansement le …

259. Il vous est interdit de parler, vous n'avez pas non plus le droit de chuchoter.

260. Nous allons vous faire une piqûre contre les douleurs.

261. Il faut vous immuniser

  1. contre le tétanos
  2. contre la rage
  3. contre …

262. Faites-nous signe dès que vous sentez un changement quelconque (par exemple battements de cœur accélérés, fourmillements dans les bras, chaleurs, agitation, etc.)

263. Vous êtes contagieux.

264. Il vous est interdit d'avoir des rapports sexuels.
Il vous est interdit d'absorber de l'alcool.
Il faudra traiter également toutes les personnes avec qui vous avez eu des rapports.

265. Vous devez revenir me voir le …

266. Allez voir un médecin dans votre pays le …

1. spécialiste des maladies internes
2. chirurgien
3. gynécologue
4. pédiatre
5. dermatologue
6. oculiste
7. oto-rhino-laryngologiste
8. neurologue
9. psychiatre
10. dentiste

267. Je vous donne une lettre pour votre médecin.

268. A partier du –, vous pouvez sans crainte rentrer chez vous

1. en train
2. en voiture
3. en avion

269. Vous pouvez maintenant vous en aller.

270. Désirez-vous qu'on vous appelle un taxi?

271. Attendez, s. v. p., vous serez reconduit par une ambulance.

Bulgarisch – Български

G. Hoyer, U. Hoyer, *Ärztlicher Dolmetscher*,
DOI 10.1007/978-3-662-48739-6_5,

5.1 Общи въпроси и въпроси за улесняне на разбирането

1. Тук се намирате в лекарски кабинет. Ще Ви поставя най-напред няколко въпроса и след това ще Ви прегледам.
2. Отговаряйте моля на всички въпроси с „да“ (= кимане с глава) или „не“ (= клатене на глава)!
3. Моля напишете отговора на този лист!
4. При този въпрос има няколко възможности, пред които има цифри. Покажете моля толкова пръсти, колкото отговарят на съответното число!
5. Всички въпроси Бажат по смисъл за болното Ви дете.
6. Моля успокойте се, ние ще Ви помогнем.
7. Покажете, моля, къде!
8. Колко пъти дневно го усещате? Моля покажете толкова пръсти!
9. Кога беше това? Моля напишете ни датата (евентуално годината)!
10. Колко време? Моля напишете ни датата (евентуално годината)!
11. Имахте ли вече веднъж току що описаните болестни явления?
12. Шофирали сте Вашата кола под въздействието на алкохол. Аз трябва да Ви поставя няколко въпроха и да взема кръвна проба.

5.2 Данни за самоличността

13. Как се казвате (презимеж, име)?
14. От коя страна сте?
15. Кога сте поден(а)?
16. Къде живеете в родината си?
17. Къде живеете в нашата страна?
18. Тук живее ли някой Ваш познат?
19. Какви са имената и адресът на Вашите най-близки роднини?
20. Желаете ли дзпратим Съобщение на Вашите близки?
21. Желаете ли да изпратим Съобщение на Вашето посолство —консулство в Берлин?
22. Желаете ли да осведомим някого по телефона за Вашето заболяване?
23. Моля напишете текста!
24. Застрахован ли сте за болест?
25. Моля запишете ни названието и адреса на Вашата застрасовка за болест!

26. Кога сте влезли в нажата страна?
27. Колко време ще останете в нашия град ?
28. Колко време ще останете в нашата страна?
29. Моля покажете ми Вашия личен/задграничен паспорт !
30. Сътрудник ли сте на дипломатическо представителство?

5.3 Сегашна анамнеза (обща)

31. Съвсем ненадейно ли се разболяхте?
32. От кога сте болен/болна? Покажете толкова пръсти, колкото седмици !
33. Имали ли сте по-рано такава болест?
34. Покажетеж, моляж, с пръст мястото на тялото си, където сте забелязали за пръв път болестта (оплакванията)!
35. Били ли сте напоследък в други страни? Ако е такаж, напишет емоля датата и страната!
36. Вземате ли редовно лекарства?
37. Можете ли да ни покажете тези лекарства?
38. Под редовно лекарско наблюдение ли сте? Ако е такаж, защо?
    1. сърце
    2. бели дробове
    3. стомах/черва
    4. черен дроб/жлъчка
    5. бъбреци и пикочен мехур
    6. коремни и полови орган
    7. очи
    8. гърло, нос, уши
    9. кожа
    10. нерви/психика
39. Имате ли температура? Ако е така, напишете ми, моля, колко градуса беше най-високата и кога е било това!
40. Чувствувате ли се отпаднал и уморен?
41. Имали ли сте през последните седмици фебрилен инфект?
42. Чувствувате ли болки?
43. Покажете с пръст мястото, където боли!
44. Как се появи тази болка?
    1. съвсем ненадейно и с пълна сила
    2. постепенно и усилваща се
    3. изведнъж, във вид на спазми, със сменяща сила
45. Накъде вървят болките?
46. Боли ли Ви често главата?
47. Спите ли добре?

48. Страдате ли от безапетитие?

49. Повръща ли Ви се?

50. Завива ли Ви се свят?

51. Постоянно ли Ви се вие свят?

52. Усещате ли шум в ушите?

53. Припадате ли някой път?

54. Сърби ли Ви кожата?

55. Напоследък вълнувате ли се лесно н дразните ли се лесно?

56. Разтревожен(а) ли сте били? Имахте ли конфликти в семейството или на работата?

57. Имали ли сте някой път нервно разстройство?

58. Напоследък отславнали ли сте?
Моля напишете:
    1. Колко килограма?
    2. От кога до кога?

59. Имали ли сте някой път алергична реакция?

60. Свръхчувствителен ли сте спрямо нещо?
    1. лекарства
    2. сапун или козметични препарати
    3. определени растения (напр. примула)
    4. определени храни (напр. риба)

61. През пролетта/лятото имате ли сенна хрема?

62. По-рано имали ли сте епилептични припадъци?

63. Знаете ли своята кръвна група?

64. Какви инфекциозни болести е имало вече Вашето дете?
    1. морбили
    2. скарлатина
    3. заушка
    4. рубеола
    5. дифтерит
    6. шарка (сипаница)
    7. варицела

65. Против кои болести е ваксинирано Вашето дете?
    1. тетанус
    2. коклюш
    3. дифтерит
    4. шарка (сипаница)
    5. морбили
    6. туберкулоза
    7. детски паралич (полиомиелит)
    8. жълта треска
    9. други болести

66. Преди колко часа сте пили последния алкохол?

67. Какво сте пили?
    1. бира
    2. вино или шампанско
    3. ракия
68. Покажете толкова пръсти, колкото чаши сте пили!
69. Яли ли сте
    1. преди
    2. по време на
    3. след консумацията на алкохол?

5.4 Сегашна анамнеза (специална)

70. Имали ли сте сърдечен припадък?
71. Почувствувахте ли избиване на пот?
72. Имате ли вътрешно чувство на страх?
73. Имахте ли чувство на „смъртен страх" или не беше толкова страшно?
74. Имате ли често стягащо чувство в гърдите?
75. Задъхвате ли се бързо?
76. Задъхвате ли се
    1. в мирно положение
    2. когато ходите
    3. при изкачването на стълби или по-силно физическо натоварване
    4. нощно време след няколкочасов сън, подобрява ли се това състояние, когато сядате?
77. Напоследък подуваха ли Ви се подбедриците?
78. Откога имате подути победрици? Покажете с пръсти колко месеца!
79. Подбедриците само вечерно време ли са подути?
80. Ходите ли нощно време по малка нужда? Колко често? Покажете, моля, толкова пръсти!
81. Ваият пулс някой път
    1. много бърз ли е (повече от 120 удара в минута)
    2. много бавен ли е (по-малко от 35 удара в минута)?
82. Усещате ли, че сърцето Ви бие някой път неравномерно?
83. Прекарали ли сте вече заболяване на сърцето? Ако е така, кое?
    1. възпаление на сърцето
    2. сърдечен инфаркт
    3. порок на сърцето известен?
84. Известно ли е при Вас
    1. ниско кръвно налягане
    2. високо кръвно налягане

85. Имате ли диария? Колко пъти дневно?

86. Иначе редовно ли ходите по голяма нужда?

87. Изпражненията Ви

1. имат ли нормална форма
2. много твърди ли са
3. като рядка каша ли са
4. като вода ли са?

88. Яли ли сте нещо, което може да е причината на болестта?

1. консерви
2. риба
3. старо месо или стар салам
4. гъби
5. пили ли сте по-големи количества алкохол?

89. Тези болки зависят ли от приемането на храна? Ако е така, те появяват ли се

1. веднага след яденето
2. известно време след я денето?

90. Усещате ли болки, когато сте гладен?

91. Имате ли някой път киселини?

92. Имате ли често подуване от газове?

93. Често ли пускате газове?

94. Повръщали ли сте? Колко често?

95. Повръщаното черно ли беше?

96. Изпитвате ли отвращение от някои ядената?

1. мазно месо
2. фасул, зеле?

97. Кога бяхте последния път по голяма нужда? Покажете с пръсти колко часа!

98. Какъв беше цветът на последните Ви изпражнения?

1. нормален
2. нормално кафяв с червеникави петна
3. нормално кафяв със слуз отгоре
4. черен
5. сивкаво-белезникав

99. Коремът напоследък увеличил ли се е?

100. Имали ли сте вече язва в стомаха?

101. Знаете ли, че имате камъни

1. в жлъчката
2. в бъбреците

102. Имали ли сте напоследък колики

1. от жлъчката
2. от бъбреците

103. Откога кожата Ви е пожълтяла? Покажете с пръсти колко дни!

104. Кашляте ли?

105. Имате ли болки, когато кашляте?

106. Имате ли болки, когато дишате?

107. Плювате ли храчки? Ако е така, как изглеждат?

    1. сивкаво-белезникави
    2. жълтеникаво-зелени
    3. сиви с червеникави примеси
    4. светлочервени и пенливи
    5. тъмночервени

108. Кога сте били последния път по малка нужда? Покажете с пръсти преди колко часа!

109. При уриниране, трябва ли да чакате известно време, докато излиза урината?

110. Какъв е цветът на урината Ви?

    1. светъл
    2. тъмножълт
    3. червеникав
    4. бирено-кафяв

111. Усещате ли болки или горене, когато уринирате?

112. По-често ли уринирате, отколкото обикновено, при което всеки път излиза само малко?

113. Страдат ли баща Ви, майка Ви или братя или сестри от захарна болест (диабетес мелитус)?

114. Напоследък усещахте ли усилена жажда?

115. Лекувате ли захарната си болест с

    1. инжекции от инсулин
    2. таблетки
    3. само диета?

116. След последната инжекция инсулин нормално ли сте се хранили?

117. Болката в крака яви ли се

    1. изведнъж, съвсем ненадейно
    2. постепенно?

118. Намаляват ли болките, когато пускате крака да виси?

119. Шията Ви станала ли е по-дебела през последната година?

120. Паднали ли сте?

121. Моля опитайте да подражавате на ситуацията при злополуката!

122. Добре ли си спомняте за всички подробности (протичането на злополуката)?

123. Бяхте ли в безсъзнание?

124. Порязахте ли се?

125. Притиснахте ли си нещо?

126. Биха ли Ви?

127. Получихте ли удар в корема?

128. Имахте ли злополука в движението?

129. Като какъв бяхте замесен в злополуката

   1. като пешеходец
   2. като колоездач
   3. като моторист
   4. като шофьор на кола?

130. Другите участници какви бяха?

   1. пешеходци
   2. колоездачи
   3. мотористи
   4. шофьори на кола
   5. трамвай
   6. железница?

131. Имахте ли силен кръвоизлив?

132. Ето тук Ви показваме един съд Кръвоизливът по-голям ли беше?

133. От животно ли сте ухапан?

   1. куче
   2. котка
   3. змия
   4. лисица или язовец
   5. друго животно

134. Изгоряли ли сте се (с огън или кипяща вода)?

135. Да не би засегнатият крайник да е замръзнал?

136. През последната седмица наранихте ли се, макар и съвсем малко?

137. Имунизиран(а) ли сте против тетанус?

138. Имате ли удостоверение за тази имунизация, което да ни покажете?

139. Биха ли Ви вече веднъж животински серум?

   1. от кон
   2. от говедо
   3. от овца
   4. от друго животно

140. Тази болка внезапно при необичайно движение на тялото или при повдигане на тежест Ви се яви?

141. Кърви ли Ви често носът?

142. Текат ли Ви ушите?

143. Получили ли сте внезапно смущения в слуха? Ако е така, покажете моля, в кое ухо?

144. Усещате ли усилено сълзене?

145. Имате ли чувство на налягане в очите?

146. Покажете написаните от мене числа с дигане на съответен брои пръсти!

147. Нещо пръсна ли Ви в окото? Ставаше ли въпрос за

   1. киселина
   2. основа
   3. непозната течност?

148. Имали ли сте смущения в зрението (мъгла пред очите)?

149. Можете ли ясно да видите този шрифт?

150. Всичко двойно ли виждате?

151. Насекомо ли Ви е ухапало?

152. През последните дни имали ли сте контакт с някакви нови материи?

    1. лекарства
    2. цветя (напр. примула)
    3. чай или ликьор от билки
    4. материали свързани с професията (масла, мазнини, разтворители, бои и др.)

153. Кога имахте последното полово сношение?

154. Кое забелязахте най-напред?

    1. болки при пускане на вода
    2. течение от пикочния канал
    3. образуване на язвички
    4. болки в слабините

155. Кога бяхте на последния гинекологичен преглед?

156. Имате ли течение от влагалището?

157. Имате ли редовна менструация? Моля напишете ни

    1. през колко дена
    2. колко дена трае?

158. Винаги ли Ви тече особено силно кръв по време на менструацията?

159. На кой ден Ви започна последната менструация?

160. Вземате ли таблетки против забременяване?

161. Възможно лиеда бъдете бременна?

162. Бременна ли сте?

163. В кой месец сте бременна?

164. Кога е вероятната дата на раждането?

165. От кога усещате движения на детето?

166. Забелязали ли сте, че коремът напоследък се е опуснал малко? Кога беше това?

167. Откога Ви тече сега кръв?

168. Непременно ли искате да запазите бременността си?

169. Колко деца имате досега?

170. Колко аборта имате досега?

171. Предишните раждания минаха ли без усложнения?

172. При предишното раждане имахте ли

    1. много слаби родилни болки
    2. кесарево сечение (раждане с операция)

3. инструментална помощ (форцепс, вакуумен екстрактор)
4. разкъсване на перинеума
5. кръвоизлив след раждането“?

173. Познавате ли кръвната група на бащата на детето Ви?

174. През последната седмица на бременността имахте ли

1. кървене
2. главоболие
3. смущения в зрението (трептене пред очите)
4. повишено кръвно налягане
5. подуване на краката
6. пожълтяване на кожата

175. ткога имате сега редовни родилни болки?

176. През колко минути идват сега родилните болки?

177. Потекла ли е вече околоплодна течност?

178. Усещате ли движенията на детето си?

179. Като Ви дадем знак, вдишвайте и се напъвайте!

180. Вашето дете е добре!

181. Получили ли сте електрически удар?

182. Били ли сте изложени дълго време на слънчево облъчване?

183. Пили ли сте по невнимание някоя непозната течност?

184. Знаете ли, дали течността беше

1. киселина
2. основа
3. химическо вещество за домакински нужди?

185. Пили ли сте по-голямо количество лекарства?

186. Пили ли сте лекарства

1. за спане и успокояване
2. за болки
3. за сърце
4. други лекарства

187. Искали ли сте да сложите край на живота си?

5.5 Собствена анамнеза

188. Ако страдате от една от следните болести, покажете ни, моля, толкова пръсти, колкото отговарят на цифрата пред съответната болест.
Ако сте прекарали по-рано едно от тези заболявания, напишете ни, моля, годината!

1. белодробна туберкулоза
2. бронхиална астма
3. хроничен бронхит
4. язва в стомаха и дванадесетопръстника
5. заболяване на жлъчния мехур
6. заболяване на панкреатичната жлеза
7. захарна болест (диабетес мелитус)
8. тромбоза
9. емболия
10. предразположение към кървене

189. Следват още някои болести:

1. глаукома
2. сърдечно заболяване
3. смущения в кръвоснабдяването на мозъка
4. епилепсия или други спазмични заболявалия
5. алергия
6. заболяване на щитовидната жлеза
7. ревматична температура
8. счупване на кост (покажете къде!)
9. венерическа болест
10. заболяване от тумор (покажете къде!)

190. Можете ли да ни кажете как лекарите във Вашата страна наричат болестта?

191. Опериран(а) ли сте? На кой орган?

1. сляпо черво
2. сърце
3. бели дробове
4. стомах
5. жлъчен мехур
6. бъбрек
7. черво
8. матка
9. яйчник
10. пикочен мехур или простатна жлеза?

192. Знаете лиж, дали при друга операция са Ви извадили и сляпото черво?

193. От коя венерическа болест сте боледували вече?

1. трнпер (гонорея)
2. сифилис (луес)
3. други венерически болести

194. Някой от близките Ви роднини страдат ли от бронхиална астма или алергично заболяване?

5.6 Преглед

195. Искам сега да Ви прегледам
196. Моля, отворете устата!
197. Моляж, съблечете се до кръста!
198. Моля, освободете си корема!
199. Моля, отворете си широко очите!
200. Моля, дълбоко вдишайте и издишайте с отворена уста!
201. Моля, задръжте въздуха!
202. Съвсем отпуснете, моля!
203. Аз сега ще опипам корема Ви. Моля, кажете когато усещате болка!
204. Боли ли Виж, когато чукам на това място?
205. Моля, опитайте точно да повторите моите движения!
206. Аз сега ще Ви кажа нещо. Моля, повторете тези звукове при даден знак!
207. Моля, гледайте все моя пръст!
208. Моля, ходете до там и обратно!
209. Аз трябва да Ви прегледам откъм ануса!
210. Аз трябва да Ви прегледам откъм влагалището!

5.7 Съобщение на диагностични намерения

211. За по-точно опознаване на Вашета болест искаме да проведем още някои технически и лабораторни измервания.
212. За по-добро оценяване на сърцето Ви, искаме да направим електрокардиограма.
213. За по-добро оценяване на мозъчните Ви функции искаме да Ви направим електроенцефалограма.
214. Искаме да Ви премерим температурата.
215. Искаме да Ви премерим кръвното налягане.
216. Искаме да Ви направим рентгенова снимка.
217. Искаме да Ви вземем малко кръв от ухото за изследване.
218. Искаме да Ви вземем малко кръв от вената на ръката Ви за изследване.
219. Искаме да изследваме урината Ви. Моляж, уринирайте в тази чаша.
220. Искаме да Ви изследваме урината и затова ще трябва да Ви поставим катетър.

221. Трябва да вземам секреция.

222. Искам да премерим очното Ви налягане. Моля, отворете си широко двете очи и гледайте този предмет!

223. Вашите изпражнения трябва да се изследват. Моля, сложете малко от изпражненията си при следващо ходене в това стъкълце!

224. Трябва да се изследват храчките. Моля, храчете след кашляне в този съд!

5.8 Съобщение на широка диагноза

225. Имаме работа с

   1. счупване на кост
   2. натъртване
   3. навяхване
   4. контузия
   5. разтегляне на сухожилие

226. Имате сътресение на мозъка.

227. Имаме работа с възпаление.

228. Имаме работа с абсцес.

229. Имаме работа с инфекциозна болест.

230. Имаме работа с вътрешно заболяване. Следният орган е болен.

   1. сърцето
   2. белите дробове
   3. стомахът
   4. червата
   5. жлъчката
   6. черният дроб
   7. панкреатичната жлеза
   8. бъбрекът/мехурът
   9. вътрешните полови органи

231. Имаме работа с акутно заболяване в коремната кухина.

232. Имате инфект от простуда.

233. Бременна сте. Вероятно в … месец.

234. Ще оздравеете бързо.

5.9 Съобщаване на терапевтични мероприятия

235. Трябва да Ви изпратя в болница.

236. Искам да Ви изпратя за изследване в болница.

237. Ще Ви изпратя при специалист.

238. Ще Ви превозят с бърза помощ.

239. Трябва непременно да лежите на легло.

240. Няма нужда да лежите на легло, а можете

1. да седите в кресло
2. да ходите из стаята
3. да напускате квартирата

241. Трябва да бъдете опериран(а). Давате ли съгласието си?

242. Трябва да направим кюртаж.

243. Ще получите малка упойка.

244. Кога сте яли и пили последния път? Моля, напишете ми часа.

245. Моля, вземете си това лекарство от аптеката! Това са/е

1. капки
2. таблетки
3. дражета (да се гълтат цели)
4. капсули (да се гълтат цели)
5. сироп
6. мехлем

246. Трябва да вземате лекарството такаж, както съм Ви го написал на тази бележка!

247. Мехлемът трябва да се нанася … пъти дневно.

248. Прсeдписах Ви капки. Моля, слагайте … пъти дневно по . капки в

1. окото
2. ухото
3. ноздрите

249. Засега трябва да спазвате диета и можете да ядете или пиете само

1. чай (лайкучка или мента)
2. сухар
3. каша от брашно
4. препечен хляб
5. ще Ви дам упътване.

250. Моля, не яжте и пийте през идущите … часа!

251. Трябва да Ви промием стомаха.

252. Трябва да Ви се постави катетър.

253. Трябва да Ви режем, за да може да изтече гнойта.

254. Сега ще получите местна упойка.

255. Ще Ви направим превръзка.

256. Ще Ви направим гипсова превръзка.

257. Шили сме Ви раната Конците трябва да се извадят на …

258. Превръзката трябва да се смени на …

259. Не трябва да говорите нито дума, даже и шепнешком не!

260. Сега ще получите инжекция против болките.

261. Трябва да Ви имунизираме против

1. тетанус
2. бяс
3. …

262. Моля, дайте ни веднага знак, ако усещате някаква промяна, (напр. Сърцеъиене, тръпки в ръцете, топла вълна, неспокойствие и т.н.)!

263. Носите зараза.

264. Не трябва да имате полови сношения!
Не трябва да пиете алкохол!
Трябва да се лекуват също всички лица, с които сте имали полови сношения !

265. Трябва отново да дойдете при мене на … !

266. Моля, идете в родината си на … при лекар —

    1. интернист (специалист вътрешни болести)
    2. хирург
    3. гинеколог
    4. детски лекар
    5. специалист по кожни болести
    6. специалист по очни болести
    7. специалист по уши, нос и гърло
    8. невролог
    9. психиатър
    10. зъболекар

267. Давам Ви писмо за Вашия лекар.

268. От . , . можете спокойно да отпътувате за в къщи с

    1. влак
    2. автомобил
    3. самолет

269. Можете сега да си отидете.

270. Искате ли да Ви извикаме такси?

271. Моля, почакайте, бърза помощ ще Ви закара в къщи.

Polnisch – Polski

G. Hoyer, U. Hoyer, *Ärztlicher Dolmetscher*,
DOI 10.1007/978-3-662-48739-6_6,

6.1 Dane ogólne i możliwości porozumienia się

1. Pan/Pani znajduje się w ośrodku pomocy lekarskiej.
   Postawię Panu/Pani najpierw kilka pytań, a potem zbadam Pana/Panią.
2. Proczę odpowiedzieć na pytanie przez tak (= kiwnięcie głową) lub przez nie (= potrząsanie głową)
3. Proszę niech Pan/Pani napisze odpowiedź na tym papierze!
4. Przy tym pytaniu istnieje kilka możliwości, przed którymi znajdują się liczby. Proszę pokazać na palcach odpowiednią liczbę!
5. Wzystkie stawiane pytania odnoszą się również do Waszego dziecka.
6. Proszę się uspokoić. Pomożemy.
7. Proszę pokazać gdzie?
8. Jak często występuje ten stan dziennie? Liczbę proszę pokazać ilością palćow!
9. Kiedy to było? Proszę napisać datę (ewentualnie rok)!
10. Od jak dawna? Proczę napisać datę (ewentualnie rok)!
11. Czy Pan/Pani miał/a już kiedyś wymienione pod koniec objawy choro
12. Pan/Pani jechała samochodem w stanie nietrzeźwym?
    Muszę Panu/Pani zadać kilka pytań i pobrać próbę krwi.

6.2 Personalia

13. Jak się Pan/Pani nazywa (nazwisko i imię)?
14. Z którego kraju Pan/Pani przyjechał/a?
15. Proczę podać datę urodzenia?
16. Gdzie Pan/Pani mieszka w ojczyźnie?
17. Gdzie Pan/Pani mieszka w naszym kraju?
18. Czy mieszka tu ktoś, kogo Pan/Pani zna?
19. Jak brzmi nazwisko i adres Pana/Pani krewnych?
20. Czy Pan/Pani żuczy sobie, aby przesłać informacja do Pana/Pani krewnych?
21. Czy Pan/Pani życzy sobie, aby wysłać informacja do Pana/Pani Ambasady/Konsulatu do Berlina?
22. Czy życzy sobie Pan/i/, żeby zawiadomić kogoś telefonicznie o Pańskiej chorobie?
23. Prozzę napisać tekst!
24. Czy Pan/Pani jest ubezpieczona?

25. Proczę niech Pan/Pani napisze nazwę i adres Pana/Pani ubezpieczalni!
26. Kiedy Pan/Pani przyjechał/a do naszego kraju?
27. Jak długo zatrzyma się Pan/Pani w naszym mieście?
28. Jak długo będzie Pan/Pani przebywał/a w naszym kraju?
29. Proszę pokazać dowód osobisty/paszport!
30. Czy Pan/Pani przynależy do przedstawicielstwa dyplomatycznego?

6.3 Aktualny wywiad lekarski

31. Czy Pan/Pani zachorował/a nagle?
32. Od kiedy Pan/Pani jest chory(a)? Proszę pokazać na palcach ile tygodni!
33. Czy Pan/Pani chorował(a) już kiedyś nat tę chorobę?
34. Proszę pokazać palcem miejsce, gdzie Pan/Pani odczuwał/a najpierw chorobę (ból).
35. Czy w ostatnim czasie Pan/Pani wyjeżdżał/a do innych krajów? Jeśli tak, to proszę napisać datę i kraj!
36. Czy Pan/Pani zażywa regularnie lekarstwa?
37. Czy może Pan/Pani pokazać te lekarstwa?
38. Czy znajduje się Pan/Pani w regularnym leczeniu?
    Jeśli tak, to dlaczego?
    1. serce
    2. płuca
    3. żołądek/jelita
    4. wątroba/żółć
    5. nerki i pęcherz
    6. podbrzusze i organy płciowe
    7. oczy
    8. gardło, nos, ucho
    9. skóra
    10. nerwy/psychika
39. Czy Pan/Pani miał gorączkę? Jeśli tak, to proszę napisać najwyższą zmierzoną temperaturę i kiedy to było?
40. Czy Pan/Pani czuje się zmęczony/a?
41. Czy w ostatnich tygodniach chorował (a) Pan/Pani na chorobę zakaźną z gorączką?
42. Czy odczuwa Pan/Pani bóle?
43. Proszę pokazać palcem miejsce, gdzie boli!
44. W jaki sposób wystąpił ból?
    1. zupełnie nagle i silnie
    2. stopniowo, z wzrastającym natężeniem
    3. nagle, skurczowo, ze zmiennym natężeniem
45. W którym kierunku rozchodzą się bóle?

46. Czy często Pana/Panią boli głowa?
47. Czy Pan/Pani dobrze sypia?
48. Czy Pan/Pani cierpi na brak apetytu?
49. Czy Panu/Pani odczuwa mdłości?
50. Czy Pan/Pani ma zawroty głowy?
51. Czy Pan/Pani odczuwa ciągłe zawroty głowy?
52. Czy Pan/Pani ma szum w uszach?
53. Czy Pan/Pani czasami mdleje?
54. Czy Pana/Panią swędzi skóra?
55. Czy w ostatnim czasie Pan/Pani często się denerowował/a i łatwo się denerwuje?
56. Czy Pan/Pani był(a) rozdrażniona? Miał(a) zawodowe lub rodzinne konflikty?
57. Czy Pan/Pani już kiedyś przeżywała załamanie psychiczne?
58. Czy w ostatnim czasie stracił/a Pan/Pani na wadze?
    Proszę napisać:
    1. ile kilogramów
    2. w jakim okresie?
59. Czy Pan/Pani miał/a już kiedyś reakcję alergiczną (uczuleniową)?
60. Czy Pan/Pani jest uczulony(a)?
    1. na lekarstwa
    2. na mydło lub kosmetyki
    3. na pewne roślin (np. pierwiosnki)?
    4. na pewne artykuły żywnościowe (np. ryby)
61. Czy ma Pan/Pani na wiosnę lub w lecie katar sienny?
62. Czy Pan/Pani miał/a ataki epileptyczne (ataki padaczki)?
63. Czy Pan/Pani zna swoją grupę krwi?
64. Jakie choroby zakaźne przechodziło Pana/Pani dziecko?
    1. dorę
    2. szkarlatynę
    3. świnkę
    4. różyczkę
    5. dyfteryt
    6. ospę
    7. ospę wietrzną
65. Przeciwko jakim chorobom dziecko Pana/Pani było szczepione?
    1. tężec
    2. koklusz
    3. dyfteryt
    4. ospę
    5. odrę
    6. gruźlicę
    7. chorobę Heinego Medina
    8. żółtą febrę
    9. inne choroby
66. Przed ilu godzinami Pan/Pani pił(a) po raz ostatni alkohol?

67. Co Pan/Pani pił(a)?
    1. piwo
    2. wino czy szampan
    3. wódkę
68. Proczę pokazać na palcach, ile kieliszków Pan/Pani wypił(a)?
69. Czy Pan/Pani jadł(a)?
    1. przed spożyciem alkoholu
    2. podczas spożywania alkoholu
    3. po wypiciu alkoholu

6.4 Specjalny aktualny wywiad lekarski

70. Czy Pan/Pani miał(a) atak serca?
71. Czy Pan/Pani pocił(a) się?
72. Czy Pan/Pani odczuwa wewnętrzne uczucie strachu?
73. Czy Pan/Pani przeżywał(a) „śmiertelny strach", czy nie było aż tak źle?
74. Czy ma Pan/Pani często uczucie duszności?
75. Czy szybko Pan/Pani traci oddech?
76. Czy Pan/Pani cierpi na duszność
    1. w stanie spokoju
    2. przy chodzeniu
    3. przy chodzeniu po schodach lub silniejszym wysiłku fizycznym
    4. nocą po kilku godzinach snu, czy poprawia się ten stan kiedy Pan/Pani usiądzie?
77. Czy w ostatnim czasie miał/a Pan/Pani opuchnięte podudzia?
78. Od kiedy ma Pan/Pani opuchnięte podudzia? Prosczę pokazać na palcach ile miesięcy!
79. Czy podudzia grubicją tylko wieczorem?
80. Czy nocą musi Pan/Pani oddawać mocz? Ile razy? Proszę pokazać na palcach!
81. Czy Pana/Pani puls bije normalnie?
    1. za szybko (więcej niż 120 uderzeń na minutę)
    2. za wolno (mniej niż 35 uderzeń na minutę)
82. Czy Pan/Pani niekiedy odczuwa, że serce bije nieregularnie?
83. Czy Pan/Pani przechodziła już jakąś chorobę serca? Jeśli tak, jaką?
    1. zapalenie serca
    2. zawał erca
    3. czy wiadoma jest wada serca?
84. Czy Pan/Pani ma
    1. niskie ciśnienie krwi
    2. wysokie ciśnienie krwi

85. Czy Pan/Pani ma biegunkę? Ja k często w ciągu dnia?

86. Czy Pan/Pani regularnie oddaje stolec?

87. Czy stolec Pana/Pani jest

    1. uformowany normalnie
    2. bardzo twardy
    3. czy jest papkowaty?
    4. jak woda?

88. Czy Pan/Pani coś zjadł(a), co mogło spowodować tę chorobe?

    1. konserwy
    2. rybę
    3. nieświeże mięso lub kiełbasę
    4. grzyby
    5. Czy Pan/Pani spożył(a) większą ilość alkoholu?

89. Czy bóle te uzależnione są od posiłków?
    Jeśli tak, to czy występują

    1. natychmiast po jedzeniu
    2. dopiero w jakiś czas po jedzeniu?

90. Czy Pan/Pani ma bóle, gdy jest Pan/Pani głodny(a)?

91. Czy Panu/Pani niekiedy odbija się kwasem?

92. Czy ma Pan/Pani często wzdęcia?

93. Czy gazy jelitowe odchodzą regularnie?

94. Czy Pan/Pani wamiotował(a)? Jak często?

95. Czy wymioty były czarne?

96. Czy odczuwa Pan/Pani odrazę do jakichkolwiek potraw?

    1. tłustego mięsa
    2. grochu, kapusty?

97. Kiedy Pan/Pani miał(a) ostatnio stolec? Proszę pokazać na palcach przed iloma godzinami!

98. Jaki był kolor Pana/Pani ostatniego stolca?

    1. normalny
    2. normalny brązowy z czerwonymi nalotami
    3. normalny brązowy z nalotami śluzowymi
    4. czarny
    5. szarobiały

99. Czy w ostatnim czasie zwiększył się obwód brzucha?

100. Czy Pan/Pani miał(a) już kiedyś wrzód żołądka?

101. Czy ma Pan/Pani

    1. kamienie żółciowe
    2. kamienie nerkowe?

102. Czy w ostatnim czasie miał(a) Pan/Pani

    1. kolkę woreczka zółciowego?
    2. kolkó nerkową?

103. Od kiedy Pana/Pani skóra jest zabarwiona na żółtawo? Proczę pokazać na palcach od ilu dni?

104. Czy Pan/Pani ma kaszel?

105. Czy Pan/Pani podczas kaszlu ma bóle?

106. Czy Pan/Pani odczuwa bóle przy oddychaniu?

107. Czy ma Pan/Pani plwociny? Jeśli tak, to jak one wyglądaja?

    1. szarobiałe
    2. zółtozielone
    3. szare z czerwonymi domieszkami
    4. jasno-czerwone piankowe
    5. ciemno-czerwone

108. Kiedy Pan/Pani ostatnio oddał(a) mocz? Proszę pokazać na palcach przed ilu godzinami!

109. Czy przy oddawaniu moczu musi Pan/Pani odczekać pewień czas, aż zjawi się mocz?

110. Jaki kolor ma Pana/Pani mocz?

    1. jasny
    2. ciemnożółty
    3. czerwonawy
    4. piwno-brązowy

111. Czy przy oddawaniu moczu odczuwa Pan/Pani ból lub palenie?

112. Czy musi Pan/Pani oddawać mocz częściej niż zwykle, przy czym za każdym razem następuje tylko wydzielenie nieznacznych ilości?

113. Czy Pana/Pani ojciec, matka lub rodzeństwo chorują na cukrzycę (Diabetes mellitus)?

114. Czy w ostatnim czasie miał(a) Pan/Pani wzmożone uczucie pragnienia?

115. Czy leczy Pan/Pani swoją cukrzycę za pomocą

    1. zastrzyków insuliny
    2. tabletkami
    3. tylko dietą

116. Czy Pan/Pani po ostatnim zastrzyku insuliny jadł(a) normalnie?

117. Czy ból w nodze wystąpił

    1. zupełnie nagle, udarowo
    2. stopniowo?

118. Czy ból ustaje, jeśli Pan/Pani opuści swobodnie nogę?

119. Czy szyja w ostatnich latach pogrubiała?

120. Czy Pan/Pani upadł/a?

121. Proszę niech Pan/Pani spróbuje odtworzyć przebiey wypadku!

122. Czy Pan/Pani może sobie przypomnieć wszystkie szczegóły przebiegu
Czy Pan/Pani może sobie przypomnieć wszystkie szczegóły przebiegu wypadku?

123. Czy Pan/Pani zemdlał(a)?

124. Czy Pan/Pani zaciął/ęła się?

125. Czy Pan/Pani ma zgniecioną którąś z kończyn, lub zmiażdżoną inną część ciała?
126. Czy Pana/Panią pobito?
127. Czy uderzono Pana/Panią w brzuch?
128. Czy miał(a) Pan/Pani wypadek drogowy?
129. Czy brał(a) Pan/Pani udział w tym wypadku jako
    1. przechodzień
    2. rowerzysta
    3. motocyklista
    4. automobilista
130. Czy pozostałe osoby biorące udział w wypadku to
    1. przechodnie
    2. rowerzyści
    3. motocykliści
    4. automobiliści
    5. Czy był to tramwaj?
    6. Czy był to pociąg?
131. Czy Pan/Pani mocno krwawił(a)?
132. Pokażemy Panu/Pani tutaj naczynie. Czy strata krwi była większa?
133. Czy zosta'(a) Pan/Pani ukąszony(a) przez zwierzę?
    1. psa
    2. kota
    3. żmiję
    4. lisa lub borsuka
    5. inne zwirzę?
134. Czy Pan/Pani poparzył(a) się?
135. Czy dana część ciała uległa możliwemu odmrożeniu?
136. Czy w ostatnim tygodniu Pan/Pani skaleczył(a) się? (także, jeśli skaleczenie było bardzo małe)?
137. Czy Pan/Pani był(a) szczepiony(a) przeciwko tężcowi?
138. Czy może Pan/Pani pokazać świadectwo takiego szczepienia?
139. Czy Pan/Pani otrzymał(a) już kiedś surowicę zwierzęcą w formie zastrzyku?
    1. od konia
    2. od bydła
    3. od barana
    4. od innych zwierząt?
140. Czy ból wystąpił nagle przy nadmiernym ruchu ciała lub przy podnoszeniu ciężaru?
141. Czy Panu/Pani często krwawi nos?
142. Czy Pan/Pani ma wyciek z ucha?
143. Czy odczuł (a) Pan/Pani nagle zakłócenie słuchu? Jeśli tak, to proszę pokazać w którym uchu!
144. Czy Pan/Pani zauważa u siebie wzmożone łzawienie?
145. Czy Pan/Pani ma uczucie ciśnienia w oczach?

146. Proszę pokazać na palcach pisane przeze mnie liczby przez pogniesienie odpowiedniej ilości palców!

147. Czy Panu/Pani oblano czymś oczy? Czy chodzi o

    1. kwas
    2. ług
    3. nieznany płyn

148. Czy miał(a) Pan/Pani zakłócenie wzroku (mgła przed oczyma)?

149. Czy może Pan/Pani wyraźnie rozpoznać to pismo?

150. Czy widzi Pan/Pani wszystko podwójnie?

151. Czy ukąsił Pana/Panią jakiś oward?

152. Czy zetknął/nęła się Pan/Pani w ostatnich dniach z jakimikolwiek nowymi substancjami?

    1. lekarstwami
    2. kwiatami (np. prymułkami)
    3. herbatą ziołową, likierem ziołowym
    4. substancjami w czasie pracy (olejami, tłuszczami, rozpuszczalnikami, barwnikami itp.)

153. Kiedy miał(a) Pan/Pani ostatni stosunek płciowy?

154. Co Pan/Pani zauważył(a) najpierw?

    1. ból przy oddawaniu moczu
    2. wyciek z cewki moczowej
    3. tworzenie się wrzodów
    4. ból w pachwinie

155. Kiedy była Pani ostatnio badana ginekologicznie?

156. Czy ma Pani upławy?

157. Czy man Pani regularny miesiączkę? Proszę zapisać nam

    1. co ile dni
    2. ile dni trwa miesiączka

158. Czy krwawienie w czasie miesiączkowania jest szczególnie silne?

159. W którym dniu rozpoczęła się Pani ostatnia miesiączka?

160. Czy Pani zażywa pigułki antykoncepcyjne?

161. Czy istnieje możliwość, że Pani jest w ciąży?

162. Jest Pani w ciąży?

163. W którym miesiącu ciąży znajduje się Pani?

164. Kiedy jest przewidywany termin porodu?

165. Od kiedy czuje Pani ruchy dziecka?

166. Czy Pani zauważyła, że brzuch obniżył się nieco w ostatnim czasie? Kiedy to było?

167. Od kiedy Pani krwawi?

168. Czy chciałaby Pani za wszelką cenę utrzymać ciążę?

169. Ile dzieci ma Pani?

170. Ile miała Pani już poronień?

171. Czy uprzednie porody odbyły się bez komplikacji?

172. Czy przy poprzednich porodach miała Pani

   1. bardzo słabe bóle porodowe
   2. cesarskie cięcie (poród z operacją)
   3. poród z zastosowaniem instrumentów (kleszcze, ekstraktor próżniowy)
   4. rozerwanie krocza
   5. dodatkowe krwawienie?

173. Czy zna Pani grupę krwi ojca Pani dziecka?

174. Czy miała Pani w ostatnim tygodniu ciąży

   1. krwawienia
   2. bóle głowy
   3. zakłócenia wzroku (miganie)
   4. podwyższone ciśnienie krwi
   5. opuchnięte nogi
   6. żółte zabarwienie skóry?

175. Od kiedy ma Pani teraz regularne bóle porodowe?

176. Co ile minut przychodzą teraz bóle porodowe?

177. Czy wody płodowe już odeszły?

178. Czy czuje Pani ruchy dziecka?

179. Gdy damy Pani znak, to niech Pani głęboko oddycha i prze!

180. Dziecko Pani dobrze się czuje.

181. Czy doznał(a) Pan/Pani udaru prądem elektrycznym?

182. Czy Pan/Pani przebywal(a) dłuższy czas na słońcu?

183. Czy przypadkiem wypił(a) Pan/Pani nieznany płyn?

184. Czy Pan/Pani wie, czy płyn ten był

   1. kwasem
   2. ługiem
   3. środkiem chemicznym do gospodarstwa domowego?

185. Czy Pan/Pani zażyl(a) większą ilość lekarstw?

186. Czy Pan/Pani zażył(a)

   1. środki nasenne i uspokajające
   2. środki przeciwbólowe
   3. środki nasercowe
   4. inne lekarstwa?

187. Czy chciał(a) Pan/Pani popełnić samobójstwo?

6.5 Wywiad lekarski wlasny

188. Gdy Pan/Pani cierpi na jedną z następujących chorób wówczas proszę pokazać na palcach liczbę odpowiedniej choroby.
Gdy Pan/Pani cierpiał(a) już kiedyś na daną chorobę, wówczas proszę napisać rok, w którym choroba ta miała miejsce!

1. gruźlica płuc
2. astma oskrzelowa
3. bronchit chroniczny
4. wrzody żołądka i dwunastnicy
5. choroby woreczka żółciowego
6. choroby trzustki
7. cukrzyca
8. skrzepy
9. embolia
10. hemofilia

189. Dalsze choroby

1. jaskra
2. choroby sercowe
3. zaburzenia w ukrwieniu mózgu
4. padaczka lub inne schorzenia skurczowe
5. uczulenia (alergie)
6. gorączka reumatyczna
7. złamanie kości (proszę pokazać gdzie!)
8. choroby weneryczne
9. obrzęki (proszę pokazać gdzie!)

190. Czy może nam Pan/Pani napisać, jak, tę chorobę określają lekarze w Pana/Pani kraju?

191. Czy Pan/Pani był(a) już kiedyś operowana? Co operowano?

1. wyrostek robaczkowy
2. serce
3. płuca
4. żołądek
5. woreczek żołciowy
6. nerki
7. jelita
8. maciecę
9. jajniki
10. pęcherz moczowy lub gruczoł krokowy

192. Czy Pan/Pani wie, czy Pana/Pani wyrostek robaczkowy został usunięty przy innej operacji?

193. Na jakie choroby wneryczne Pan/Pani chorował(a)?

1. rzeżączka
2. kiła
3. inne choroby weneryczne

194. Czy ktoś spokrewniony z Panem/Panią cierpiał na astmę oskrzelową lub chorobę alergiczną (uczuleniową)

6.6 Badania

195. Chciałbym teraz Pana/Panią zbadać.

196. Proszę otworzyć usta!

197. Proszę rozebrać się do połowy!

198. Proszę odkryć brzuch!
199. Proszę szeroko otworzyć oczy!
200. Proszę oddychać przez otwarte usta z głębokim wdechem i wydechem!
201. Proszę zatrzymać powietrze w płucach!
202. Proszę swobodnie rozluźnić mięśnie!
203. Teraz zbadam Pana/Pani brzuch. Proszę powiedzieć, gdy będzie bolało!
204. Czy Pana/Panią boli, gdy tutaj stukam?
205. Proszę spróbować powtórzyć dokładnie mój ruch!
206. Ja będę teraz mówił, a Pana/Panią proszę, powtarza za mną na dany znak.
207. Proszę zawsze patrzeć na mój palec!
208. Proszę przejść się tam i z powrotem!
209. Muszę Pana/Panią zbadać od strony odbytu!
210. Muszę Panią zbadać od strony pochwy!

6.7 Informacje odnośnie rozpoznania choroby

211. Celem dokładnego rozpoznania Pana/Pani choroby, musimy przeprowadzić kilka badań technicznych i laboratoryjnych.
212. Dla lepszej oceny stanu Pana/Pani serca, zrobimy elektrokardiogram.
213. Dla lepszej oceny funkcjonowania mózgu zrobimy encefalogram.
214. Chcemy zmierzyć Panu/Pani temperaturę.
215. Chcemy zmierzyć Pana/Pani ciśnienie krwi.
216. Chcemy zrobić zdjęcie rentgenowskie.
217. Z płatka małżowiny usznej chcemy pobrać nieco krwi na badania.
218. Z żyły ręki pobierzemy trochę krwi na badania.
219. Chcemy zbadać Pana/Pani mocz. Proczę oddać mocz do tego naczynia.
220. Chcemy zbadać Pana/Pani mocz i w tym celu musimy mocz cewnikować.
221. Musimy zrobić rozmaz!
222. Chcemy zmierzyć Panu/Pani ciśnienie w oku. Proszę otworzyć szeroko oczy i proszę patrzeć na ten przedmiot!
223. Stolec Pan/Pani musi być zbadany.
Przy następnym oddawaniu proszę włożyć trochę stolca do tej probówki!
224. Pana/Pani plwociny muszą być zbadane. Prosimy oddać plwociny do tego naczynia!

6.8 Informacje o dokladnej diagnozie

225. Chodzi o
    1. złamanie kości
    2. uderzenie
    3. zwichnięcie
    4. zmiażdżenie
    5. zerwanie
226. Pan/Pani ma wstrząs mózgu.
227. Chodzi o zapalenie.
228. Chodzi o ropień.
229. Chodzi o chorobę zakaźną.
230. Chodzi o schorzenie wewnętrzne. Chorym organem jest:
    1. serce
    2. płuca
    3. żołądek
    4. jelita
    5. żo/łć
    6. wątroba
    7. trzustka
    8. nerki/pęcherz
    9. wewnętrzne narządy płciowe
231. Chodzi o ostre zapalenie jamy brzusznej.
232. Pan/Pani jest przeziębiona.
233. Pani jest w ciąży, prawdopodobnie w ... miesiącu.
234. Pan/Pani szybko wyzdrowieje.

6.9 Informacje o zamierzeniach terapeutycznych i dalszym leczeniu

235. Muszę Pana/Panią przekazać do szpitala.
236. Chciałbym Pana/Panią przekazac na obserwację do szpitala.
237. Przekażę Pana/Panią do lekarza specjalisty.
238. Odwiezie Pana/Panią karetka pogotowia.
239. Pan/Pani musi koniecznie położyć się do łóżka.
240. Pan/Pani nie musi leżeć w łóżku, lecz może
    1. siedzieć w fotelu
    2. chodzić po pokoju
    3. opuszczać. mieszkanie
241. Pan/Pani musi być operowany/a. Proszę wyrazić Pana/Pani zgodę na operację.
242. Musimy wykonać skrobankę.
243. Pan/Pani otrzyma krótką narkozę.
244. Kiedy Pan/Pani po raz ostatni jadł(a) lub pił(a)? Proszę napisać godzinę.

245. Proszę przynieść to lekarstwo z apteki! Chodzi o

1. krople
2. tabletki
3. drażetki (połykać w całcości)
4. kapsułki (połykać w całości)
5. syrop
6. maść

246. Pan/Pani musi brać to lekarstwo, tak jak jest zapisane na karteczce.

247. Maścią należy smarować dziennie … razy.

248. Zapisałem Panu/Pani krople. Proszę wkrapiać te krople … razy dziennie po … kropli do

1. oka
2. ucha
3. nosa

249. Najpierw musi Pan/Pani zostać na diecie i może tylko jeść lub pić

1. herbatę ziołową (rumianek lub herbatę miętową)
2. sucharki
3. kleik
4. grzanki
5. podan Panu/Pani wskazówki

250. Prszę nie jeść i nie pić nic w następnych … godzinach!

251. Musimy dokonać płukania żołądka.

252. Musimy wykonać cewnikowanie.

253. Musimy dokonać cięcia, aby mogła wypłynąć ropa.

254. Pan/Pani otrzyma teraz znieczulenie miejscowe.

255. Założymy Panu/Pani opatrunek.

256. Założymy teraz Panu/Pani opatrunek z gipsu.

257. Ranę zaszyliśmy. Nitki muszą być usunięte dnia …

258. Opatrunek musi być zmieniony w dniu …

259. Nie wolno Panu/Pani rozmawiać, nawet szeptem!

260. Pan/Pani otrzyma teraz zastrzyk przeciwko bólowi.

261. Pan/Pani musi być szczepiony/a

1. przeciwko tężcowi
2. przeciwko wściekliźmie
3. przeciwko …

262. Proszę dać nam natychmiast znak, gdy Pan/Pani poczuje jakiekolwiek zmiany (na przykład przyspieszenie bicia serca, mrówki w rękach, uczucie duszności, niepokój itp.).

263. Pan/Pani jest chory(a) na chorobę zakaźną.

264. Panu/Pani nie wolno mieć stosunku płciowego!
Panu/Pani nie wolno pić alkoholu!
Osoby, z którymi Pan/Pani miał(a) stosunek płciowy muszą być objęte leczeniem.

265. Pan/Pani musi przyjść pnownie do mnie w dniu … !

266. Proszę niech Pan/Pani idzie w swoim kraju w dniu … do lekarza

  1. internisty (lekarz chorób wewnętrznych)
  2. chirurga
  3. ginekologa
  4. pediatry (lekarz chorób dziecięcych)
  5. dermatologa (lekarz chorób skórnych)
  6. lekarza okulisty
  7. laryngologa (specjalista chorób gardła, uszu i nosa)
  8. neurologa
  9. psychiatry
  10. lekarza dentysty

267. Daję Panu/Pani list do Pana/Pani lekarza.

268. W dniu … może Pan/Pani bez obawy jechać do domu

  1. pociągiem
  2. samochodem
  3. samolotem

269. Pan/Pani może teraz odejść.

270. Czy chciałby(aby) Pan/Pani, aby zamówić dla Pana/Pani taksówkę?

271. Prosimy poczekać, odwiezie Pana/Panią karetka pogotowia.

Tschechisch – Čeština

G. Hoyer, U. Hoyer, *Ärztlicher Dolmetscher*,
DOI 10.1007/978-3-662-48739-6_7, © Springer-Verlag Berlin Heidelberg 2016

7.1 Všeobecné a dorozumívací pomůcky

1. Nalézáte se na zdravotním středisku. Napřed Vám položím několik otázek a pak Vás prohlédnu.
2. Odpovězte, prosím, na otázky slovem „ano" (= kývnutí hlavou) nebo slovem „nd" (= zavrtění hlavou)!
3. Napište laskavě odpověe' na tento papír!
4. U této otázky existuje více možností, před kterými stojí čísla. Ukažte, prosím, tolika prsty, kolik jich odpovídá dotyčnému číslu!
5. Všechny otázky platí analogicky i pro Vaše onemocnělé dítě.
6. Uklidněte se, prosím, pmůžeme Vám.
7. Ukažte, prosím, kde!
8. Jak často denně jste to pozoroval(a) Ukažte, prosím, tolik prstů!
9. Kdy to bylo? Prosím, napište nám datum (event. rok)!
10. Jak dlouho již? Prosím, napište nám datum (eventl. rok)!
11. Měl(a) jste již jednou naposled uváděné příznaky nemoci?
12. Jel(a) jste svým autem pod vliem alkoholu. Musím Vám položit několik otázek a provést zkoušku krve na obsah alkoholu.

7.2 Personálie

13. Jak se jmenujete (jméno, příjmeni)?
14. Z které země přicházíte?
15. Kdy jste se narodil(a)?
16. Kde bydlíte ve Vaší vlasti?
17. Kde bydlíte v naší zemi?
18. Bydlí zde někdo, koho znáte?
19. Jak zní jméno a adresa Vašich nejbližších členů rodiny?
20. Přejete si, abychom Zpráva Vašim členům rodiny?
21. Přejete si, abychom Zpráva Vašemu velvyslanectví/konzulátu v Berlíně?
22. Přejete si, abychom někomu zatelefonovali a informovali jej o Vašem onemocnění?
23. Prosím, napište nám text!
24. Jste v nějakém nemocenském pojištění?
25. Napište nám, prosím, název a adresu Vašeho nemocenského pojištění!

26. Kdy jste přijel(a) do naší země?
27. Jak dlouho zůstanete v našem městě?
28. Jak dlouho zůstanete v naší zemi?
29. Prosím, ukažte nám svůj občanský průkaz/cestovní pas!
30. Jste příslušníkem nějakého diplomatického zastupitelství?

7.3 Nynêjší anamnéza (všeobecná)

31. Onemocněl(a) jste náhle?
32. Odkdy jste nemocný(á)? Ukažte tolik prstů, kolik týdnů!
33. Měl(a) jste již dříve takovou nemoc?
34. Ukažte, prosím, prsty na místo Vašeho těla, kde jste nejdříve zpozoroval(a) nemoc (potíže).
35. Byl(a) jste vo poslední době v jiných zemích? Jestliže ano, napište, prosím, datum a zemi!
36. Užíváte pravidelně léky?
37. Můžete nám tyto léky ukázat?
38. Jste v pravidelném lékařském ošetření? Jestliže ano, proč?
    1. srdce
    2. plíce
    3. žaludek/střeva
    4. játra/žluč
    5. ledviny a močový měchýř
    6. břišní a pohlavní ústrojí
    7. oči
    8. krk, nos, uši
    9. pokožka
    10. nervy/mysl
39. Měl(a) jste horečku? Jestliže ano, napište, prosím, jakou nejvyšší teplotu jste naměřil(a) a kdy to bylo!
40. Cítíte se utrmácený(á) a unavený(á)?
41. Prodělal(a) jste v posledních týdnech horečnaté infenkční onemocnění?
42. Máte bolesti?
43. Ukažte prstem na místo, které Vás bolí!
44. Jak se tato bolest dostavila?
    1. zcela náhle v plné síle
    2. poznenáhla s přibývající silou
    3. náhle, křečovitě, s měnící se silou
45. Kam se tyto bolesti šíří?
46. Bolí Vás často hlava?
47. Spíte dobře?

48. Trpíte nedostakem chuti k jídlu?

49. Je Vám nevolno?

50. Máte záchvaty závrati?

51. Máte stálý pocit závrati?

52. Pociťujete hučení v uších?

53. Omdléváte někdy?

54. Svědí Vás pokožka?

55. Jste v poslední době častěji rozčilený a snadno podrážděný?

56. Byl(a) jste rozčilen(a)! Mrzutosti v zaměstnámí nebo rodinné konflikty?

57. Již jste se někdy nervově zhroutil(a)?

58. Ztratil(a) jste v poslední době na váze?
Prosím, napište:

    1. kolik kilogramů
    2. za jakou dobu?

59. Měl(a) jste již někdy alergickou reakci?

60. Jste na něco přecitlivělý(á)?

    1. léky
    2. mýdlo nebo kosmetické prostředky
    3. určité rostliny (např. primule)
    4. určité potraviny (např. ryba)

61. Máte na jaře/v létě sennou rýmu?

62. Měl(a) jste někdy dříve epileptické záchvaty (záchvaty padoucnice)?

63. Znáte svoji krevní skupinu?

64. Které nakažlivé choroby již Vaše dítě prodělalo?

    1. spalničky
    2. spála
    3. zánět příušnice
    4. zarděnky
    5. záškrt
    6. neštovice
    7. plané neštovice

65. Proti kterým nemocem jste byl(a) ochranně očkován(a)?

    1. tetanus
    2. černý kašel
    3. záškrt
    4. neštovice
    5. spalničky
    6. tuberkulóza
    7. dětská obrna (poliomyelitis)
    8. žlutá zumnice
    9. jiné nemoci

66. Před kolika hodinami jste vypil(a) poslední dávku alkoholu?

67. Co jste pil(a)?

    1. pivo
    2. víno nebo sekt
    3. kořalka

68. Ukažte tolik prstů, kolik sklenic jste vypil(a)!

69. Jedl(a) jste
    1. před
    2. během
    3. po požití alkoholu?

7.4 Nynêjší anamnéza (speciální)

70. Utrpěl(a) jste sredeční záchvat?

71. Vyrazil Vám pot?

72. Pocit'ujete vnitřní úzkost?

73. Měl(a) jste pocit „smrtelného strachu" nebo to nebylo tak docela zlé?

74. Máte častěji skličíjící pocit na hrudi?

75. Jste rychle dýchavičný(á)?

76. Máte dýchací potiže
    1. v klidu
    2. při chůzi
    3. při stoupání do schodu nebo větší tělesné námaze
    4. v noci po několika hodinách spánku; zlepší se tento stav, posadíte-li se?

77. Měl(a) jstve v poslední době oteklé nohy?

78. Odkdy máte oteklé nohy? Ukažte tolik prstů, kolik měsíců!

79. Jsou nohy oteklé jen večer?

80. Musíte jít v noci na malou stranu? Ukažte, prosím, tolik prstů, kolikrát!

81. Bije někdy Váš puls
    1. příliš rychle (více než 120 tepu za minutu)
    2. příliš pomalu (méně než 35 tepu za minutu)?

82. Pocit'ujete, že Vaše srdce někdy nepravidelně buší?

83. Prodělal(a) jste již sredeční chorobu? Jestliže ano, kterou?
    1. zámět srdce
    2. srdeční infarct
    3. srdeční vada známa?

84. Je Vám známo, že máte
    1. nízký krevní tlak
    2. vysoký krevní tlak?

85. Máte průjem? Kolikrát za den?

86. Máte jinak pravidelnou stolici?

87. Je Vaše stolice
    1. normálně zformovaná
    2. velmi tvrdá
    3. jako řídká kaše
    4. jako voda?
88. Snědl(a) jste něco, z čehož by mohloy vzniknout příznaky nemoci?
    1. konzervy
    2. ryba
    3. staré maso nebo salám
    4. houby
    5. vypil(a) jste větší množství alkoholu?
89. Jsou tyto bolesti závislé na přijímání potravy? Jestliže ano, vyskytují se
    1. ihned po jídle
    2. teprve určitou dobu po jídle?
90. Cítíte bolesti, máte-li hlad?
91. Cítíte někdy kyselo od žaludku?
92. Máte často větry?
93. Ucházejí Vám pravidelně střvení plyny (větry)?
94. Zvracel(a) jste? Jak často?
95. Vypadalo vyzvrácené černě?
96. Máte odpor k některým pokrmům?
    1. tučné maso
    2. hrách, zelí?
97. Kdy jste měl(a) naposledy stolici? Ukažte tolik prstů, kolik hodin!
98. Jakou barvu měla Vaše poslední stolice?
    1. normální
    2. normálně hnědá s načervenalými navrstveninami
    3. normálně hnědá s navrstveninami hlenu
    4. černá
    5. šedě bělavá
99. Zvětšil se v poslední době objem Vašeho břicha?
100. Měl(a) jste již jednou žaludeční vřed?
101. Víte, máte-li
    1. žlučové kamínky
    2. ledvinové kamínky?
102. Měl(a) jste v poslední době
    1. koliku žlučniku
    2. ledvinovou koliku?
103. Odky je Vaše pokožka nyní žlutavě zabarvená? Ukažte toli prstů, kolik dynů!
104. ašlete?
105. Máte při kašli bolesti?
106. Máte bolesti při dýchání!

107. Vykašláváte? Jestliže ano, jak vypadá Vás hlen?

    1. šedě bělavý
    2. žlutozelený
    3. šedý načervenalými příměsky
    4. světlečervený-zpěněný
    5. temně rudý

108. Kdy jste byl(a) naposled na malé straně? Ukažte tolik prstů, kolik hodin!

109. Musíte při močeni určitou dobu počkat,než se objeví moč?

110. Jaká je barva Vaší moče?

    1. světlá
    2. tmavožlutá
    3. načervenalá
    4. hnědá jako pivo

111. Pocitujete při močení bolesti nebo pálení?

112. Musíte častěji na malou stranu než jindy, přičemž pokaždé vyměšujete jen málo?

113. Má Máš otec, matka nebo sourozenci cukrovku (diabetes mellitus)?

114. Měl(a) jste v poslední době zesílený pocit žízně?

115. Léčíte svoji cukrovku

    1. inzulínovými injekcemi
    2. tabletami
    3. pouze dietou?

116. Jedl(a) jste normálně po poslední inzulínové injekci?

117. Dostavila se bolest v noze

    1. zcela náhle, prudce
    2. poznenáhla?

118. Zlepší se bolesti, necháte-li nohu viset dolů?

119. Ztloustl Váš krk v posledním roce?

120. Upadl(a) jste?

121. Pokuste se, prosím, napodobit nehodu!

122. Můžete se přesně upamatovat na všechnuy podrobnosti (průběh nehody)?

123. Byl(a) jste v bezvědomi?

124. Pořezal(a) jste se?

125. Pohmoždil(a) jste se?

126. Byl(a) jste zbit(a)?

127. Dostal(a) jste ránu do břicha?

128. Přihodila se Vám dopravní nehoda?

129. Byl(a) jste touto nehodou postižen(a) jako

    1. chodec
    2. cyklista
    3. motocyklista
    4. automobilista?

130. Jedná se u ostatních zúčastněných o:

   1. chodce
   2. cyklistu
   3. motocyklistu
   4. automobilistu
   5. tramvaj
   6. železnici?

131. Silně jste krvácel(a)?

132. Ukazujeme Vám nádobu. Byla ztráta krve větší?

133. Kouslo Vás nějaké zvíře?

   1. pes
   2. kočka
   3. had
   4. liška nebo jezevec
   5. jiné zvíře

134. Popálil(a) jste se nebo jste se opařil(a)?

135. Omrzl Vám eventuálně dotyčný úd?

136. Poranil(a) jste se v posledním týdnu (i když bylo poranění jakkoliv malé)?

137. Jste očkován(a) proti tetanu?

138. Můžete se vakázat nějakým dokladem o tomto očkování?

139. Obdržel(a) jste již jednou injekci se zvířecím sérm (ochrannou očkovací látkou)?

   1. od koně
   2. od hovězího dobytka
   3. od skopce
   4. od jiného zvířete

140. Vyskytla se tato bolest náhle při minořádném pohybu těla nebo při zdvihání břemena?

141. Máte častěji krvácení z nosu?

142. Máte výtok z ucha?

143. Projevily se u Vas náhle poruchy sluchu? Jestliže ano, ukážte, prosím, v kterém uchu!

144. Zpozoroval(a) jste zvetšený výtok slzí?

145. Máte pocit, že Vás tlačí oči?

146. Ukažte mi čísla, která jsem napsal(a), zdvižením příslušného počtu prstů!

147. Vstříklo Vám něco do oka? Jedná se o:

   1. kyselinu
   2. louh
   3. neznámou kapalinu?

148. Projevily se u Vás poruchy zraku (závoj před očima)?

149. Můžete jasně rozeznat toto písmo?

150. Vidíte všechno dvojitě?

151. Bodl Vás hmyz?

152. Dostal(a) jste se v posledních dnech do styku s nějakými Vám neobvyklými látkami?
    1. léky
    2. květiny (např. primule)
    3. bylinkový čaj, bylinný likér
    4. pracovní substance (oleje, tuky, rozpouštědla, bary ap.)
153. Kdy jste měl(a) poslední pohlavní styk?
154. Co jste napřed zpozoroval(a)?
    1. bolesti při močení
    2. výtok z močovodu
    3. vytvoření hnisavého vředu
    4. bolesti v slabinách
155. Kdy jste byla naposledy gynekologicky vyšetřována?
156. Máte výtok z pochvy?
157. Máte pravidelnou menstruaci? Napište nám, prosím
    1. vždy po kolika dnech
    2. kolik dnů trvá!
158. Krvácíte vždy zvlášť silně při menstruaci?
159. Kterého dne začla Vaše poslední menstruace?
160. Užíváte antikoncepční tablety?
161. Je možné, že jste těhotná?
162. Jste těhotná?
163. V kterém měsíci těhotenství jste?
164. Kdy je pravděpodobné datum porodu?
165. Odkdy cítíte pohyby dítěte?
166. Zpozorovala jste, že v poslední době poněkud pokleslo Vaše břicho? Kdy to bylo?
167. Odkdy nyní krvácíte?
168. Chtěla byste bezpodmínečně zůstat v jiném stavu?
169. Kolik dětí již máte?
170. Kolik jste již měla potratu?
171. Probíhaly dřívější porody bez komplikací?
172. Měla jste při dřívějším porodu
    1. velmi slabé porodní bolesti
    2. císařský řez (porod operací)
    3. pomoc nástroji (kleště, vakuový extraktor)
    4. roztržení hráze
    5. dodatečné krvácení?
173. Znáte krevní skupinu otce Vašeho dítěte?

174. Měla jst v posledním týdnu těhotenství:
    1. krvácení
    2. bolesti hlavy
    3. poruchy zraku (mžitky před očima)
    4. zvýšený krevní tlak
    5. oteklé nohy
    6. žlutě zabarvenou pokožku?
175. Odkdy teď máte pravidelné porodní bolesti?
176. Po kolika minutách se porodní bolesti dostavují?
177. Šla již plodová voda?
178. Pociťujete pohyby Vašeho dítěte?
179. Dáme-li Vám znamení, dýchejte zhluboka a tlačte.
180. Vašemu dítěti se daří dobře.
181. Dostal(a) jste ránu elektrickým proudem?
182. Byl(a) jste po delší dobu vystaven(a) slunečnímu záření?
183. Vypil(a) jste omylem neznámou kapalinu?
184. Víte, zda se u kapaliny jednalo o:
    1. kyselinu
    2. louh
    3. chemický prostředek pro domácnost?
185. Užil(a) jste větší množství léků?
186. Užil(a) jste:
    1. uspávací a uklidňující prostředek
    2. prostředek proti bolesti
    3. léky proti srdečním chorobám
    4. jiné léky?
187. Chtěl(a) jste si vzít život?

7.5 Vlastní anamnéza

188. Trpíte-li jednou z následujících nemocí, tak nám, prosím, ukažte tolik prstů, kolik jich odpovídá číslu před příslušnou nemocí.
    Jestliže jste dříve prodělal(a) některé z onemocnění, pak nám, prosím, napište příslušný rok.
    1. plicní tuberkulóza
    2. astma průdušek.
    3. chronická bronchitida
    4. žaludeční vřed a vřed na dvanácterníku
    5. onemocnění žlučníku
    6. onemocnění slinivky břišní (pankreasu)
    7. cukrovka (Diabetes mellitus)
    8. trombóza
    9. embolie (ucpání cévy vmetkem)
    10. náchylnost ke krvácení

189. Následuje ještě několik nemocí:

1. glaukom (zelený oční zákal)
2. srdeční nemoc
3. poruchy prokrvení mozku
4. epilepsie (padoucnice) nebo jiná křečová choroba
5. alergie
6. onemocnění štítné žlázy
7. revmatická horečka
8. zlomenina kosti (ukažte kde!)
9. pohlavní nemoc
10. nádorovité onemocnění (ukažte kde!)

190. Můžete nám snad napsat, jak tuto nemoc označují lékaři ve Vaší zemi?

191. Už jste byl(a) jednou operován(a)? Na kterém ústrojí?

1. slepé střevo
2. srdce
3. plíce
4. žaludek
5. žlučník
6. eldvina
7. střevo
8. děloha
9. vaječník
10. močový měchýř nebo prostata

192. Víte, zda Vám bylo vyňato slepé střevo při jiné operaci?

193. Které pohlavní nemoci jste již prodělal(a)?

1. kapavka (gonorrhoea)
2. syfilis (lues)
3. jiné pohlavní nemoci

194. Má někdo z Vašeho pokrevního příbuzenstva průduškové astma nebo je nemocný na alergii?

7.6 Lékařská prohlídka

195. Chtěl(a) bych Vás nyní vyšetřit.

196. Otevřte, prosím, ústa!

197. Vysvlékněte se, prosím, do půl těla!

198. Odhalte si, prosím, břicho!

199. Rozevřete, prosím, doširoka obě oši!

200. Otevřenými ústy zhluboka vdechujte a vydechujte, prosím!

201. Zadržte, prosím, vzduch!

202. Zcela se, prosím, uvolněte!

203. Budu Vám nyní hmatat na břicho. Reknět mi, prosím, ucítíte-li bolest

204. Bolí Vás to, když zde klepu?

205. Pokuste se, prosím, přesně napodobit moje phyby!

206. Budu Vám něco předříkávat. Na vyzvání laskavě po mně opakujte tyto hlásky!

207. Dívejte se, prosím, vždy na můj prst!

208. Běžte, prosím. tam a zase zpět!

209. Musím Vás vyšetřit konečníkem!

210. Musím Vás vyšetřit pochvou!

7.7 Sdělení diagnostických záměrů

211. K přesnější znalosti Vaší nemoci bychom chtěli provést ještě několik technikých a laboratorních vyšetření.

212. K lepšímu psouzení Vašeho srdce bychom chtěli pořídit elektrokardiogram.

213. K lepšímu posouzení Vaší moskové funkce bychom chtěli pořídit elektroencefalogram.

214. Chtěli bychom změřit Vaši tělesnou teplotu.

215. Chtěli bychom změřit Váš krevní tlak.

216. Chtěli bychom pořídit rentgenový snímek.

217. Chtěli bychom z lalůčku Vašeho ucha odebrat trochu krve k vyšetření.

218. Chtěli bychom ze žily Vaší paže odebrat trochu krve k vyšetření

219. Chtěli bychom vyšetřit Vaši moč. Zde máte, prosím, sklenici.

220. Chtěli bychom vyšetřit Vaši moč a proto Vás musíme cévkovat.

221. Musíme Vám provést výtěr!

222. Chceme změřit Váš oční tlak. Rozevřete, prosím, doširoka obě oči a dívejte se na tento předmět!

223. Musíme vyšetřit Vaši stolici. Dejte, prosím, do této trubičky malou dávku z Vaší příští stolice!

224. Musíme vyšetřit Vaše hleny. Vykašlete, prosím, hlen do této nádoby!

7.8 Sdělení široce pjaté diagnózy

225. Jedná se o:

    1. zlomeninu kosti
    2. naražení
    3. vyvrtnutí
    4. pohmožděninu
    5. natržení

226. Máte otřes mosku.

227. Jedná se o zánět.

228. Jedná se o hnisavý vřed.

229. Jedná se o nakažlivou nemoc.

230. Jedná se o vnitřní onemocnění. Onemocnělo níže uvedené ústrojí:

1. srdce
2. plíce
3. žaludek
4. střevo
5. žlučník
6. játra
7. slinivka břišní (pankreas)
8. ledvina/močový měchýř
9. vnitřní pohlavní ústrojí

231. Jedná se o akutni břišní onemocnění.

232. Jste nachlazen(a).

233. Jste těhotná, pravděpodobně v … měsíci

234. Rychle se opět uzdravíte.

7.9 Sdělení i léčebných opatřeních a dalším ošetřování

235. Musím Vás poslat do nemocnice.

236. Chtěl bych Vás poslat na pozorování do nemocnice.

237. Pošlu Vás k odbornému lékaři.

238. Převezous Vás sanitkou.

239. Musíte zůstat ležet v posteli.

240. Nepotřebujete ležet v posteli, nýbrž můžete

1. sedět v křesle,
2. chodit po pokoji,
3. opustit byt.

241. Musíte být operován(a). Souhlasíte s tím?

242. Musíme Vám provést výškrab.

243. Dostanete krátce trvající narkózu.

244. Kdy jste naposledy jedl(a) nebo pil(a)? Prosím, anpište nám, v kolik hodin.

245. Dojděte si, prosím, do lékárny pro tento lék. Jedná se o:

1. kapky
2. tablety
3. dražé (celé spolknout)
4. oplatky – kapsle (celé spolknout)
5. šťáva
6. mst

246. Lék musíte užívat tak, jak jsem Vám napsal(a) na tento lístek.

247. Mastí se mažte … krát denně.

248. Předepsal(a) jsem Vám kapky. Prosím nakapejte si denně … krát … kapky

1. do oka,
2. do ucha,
3. do nosních dírek.

249. Musíte napřed zachovat dietu a smíte pouze jíst nebo pít:

    1. čaj (heřmánkový nebo odvar máty peprné)
    2. suchary
    3. polévku z mouky
    4. topinkový chléb
    5. dám Vám návod.

250. Prosím, nejezte a nepijte v následujících … hodinách (hodině)!

251. Musíme Vám provést výplach žaludku.

252. Musíme Vás cévkovat.

253. Musíme provést řez, aby hnis mohl vytékat.

254. Dostanete nyní lokální umrtvení.

255. Nyní Vás obvážeme.

256. Dáme Vám sádrový obvaz.

257. Zašili jsme Vám ránu. Nitě se musí odstranit dne …

258. Obvaz se musí vyměnit dne …

259. Nesmíte proluvit ani slovo, též nešeptat!

260. Nyní Vám dáme injekci proti bolestem.

261. Musíte být očkován(a)

    1. proti tetanu (křečovitému strnutí po infekci rány),
    2. proti vzteklině,
    3. proti …

262. Prosím, dejte nám hned znamením vědět, pocítíte-li nějaké změny (například prudké bušení srdce, svědění paží, pocit horka, neklid atd.).

263. Máte nakažlivou chorobu.

264. Nesmíte se s nikým pohlavně stýkat!
    Mesmíte pít alkohol!
    Všechny osoby, s kterými jste měl(a) pohlavní styk, musí být ošetřeny.

265. Musíte mne opět navštívit dne … !

266. Prosím, vyhledejte ve Vaší vlasti níže uvedeného lékaře:

    1. internistu
    2. chirurga
    3. gynekologa
    4. dětského lékaře
    5. kožního lékaře
    6. očního lékaře
    7. lékaře pro krční, nosní a ušní
    8. nemoci
    9. neurologa
    10. psychiatra
    11. zubního lékaře

267. Dám Vám dopis pro Vašeho lékaře.

268. Ode dne … můžete bez rozmýšlení nastoupit cestu domů

    1. vlakem,
    2. autem,
    3. letadlem.

269. Můžete teď odejít.

270. Chcete, abychom Vám objednali taxi?

271. Počkejte, prosím, sanitka Vás zaveze domů.

Ungarisch – Magyar

G. Hoyer, U. Hoyer, *Ärztlicher Dolmetscher*,
DOI 10.1007/978-3-662-48739-6_8,

8.1 Általános tudnivalåk és megértési segédmegolások

1. Orvosi rendelőben van. Először néhány kérdést teszek fel, és azután megvizsgálom.
2. A kérdésekre feleljen igennel (= fejbólintással) vagy nemmel (= fejcsóválással).
3. Kérem, írja fel a választ erre a papírra!
4. Ennél a kérdésnél több válaszlehetőség van, amelyek előtt számok találhatók. Mutasson fel annyi kézujjat, ahány az idetartozó számnak megfelel!
5. Valamennyi kérdés értelemszerűen vonatkozik megbetegedett gyermekére.
6. Nyugodjon meg, kérem, segíteni fogunk.
7. Mutassa meg, kérem, hol!
8. Hányszor figyeli ezt meg naponta? Mutasson fell annyi kézujjat!
9. Mik volt ez? Kérem, írja fel a dátumot (esetleg az évet)!
10. Mióta van ez? Kérem, írja fel a dátumot (esetleg az évet)!
11. Észlelte-e már magánal korábban is az utoljára elmondott betegségi jelenségeket?
12. Ittas állapotban vezette az autóját? Fel kell tennem néhány kérdést és vérpróbát kell vennem.

8.2 Személyi adatok

13. Hogy hívják?
14. Melyik országból jött?
15. Mikor született?
16. Hol lakik a hazájában?
17. Hol lakik a mi orzágunkban?
18. Lakik itt még valaki, akit Ön ismer?
19. Hogy hívják a legközelebbi hozzátartozóit és hol laknak?
20. Kívánja, hogy üzenet hozzátartozóinak?
21. Kívánja, hogy üzenet berlini nagykövetségüknek/konzulátusuknak?
22. Kívánja, hogy telefonon értesítsünk valakit betegségéről?
23. Kérem, írja fel a szövegét!
24. Van-e SZTK-biztosítása?
25. Írja fel kérem a biztosítási intézmény nevét és cimet!
26. Mikor utazott be országunkba?

27. Mennyi ideig marad a városunkban?
28. Mennyi ideig marad országunkban?
29. Mutassa meg kérem az igazolványát/útlevelét!
30. Tagja-e valamely diplomáciai képviseletnek?

8.3 Jelenlegi anamnézis (általánosan)

31. Hirtelen betegedett-e meg?
32. Mióta beteg? Mutasson fel annyi kézujjat, ahány hete beteg!
33. Volt-e már korábban is ilyen betegsége?
34. Mutasson ujjával testének arra a helyére, ahol először észrevette ezt a betegséget (a fájdalmakat).
35. Volt-e az utóbbi időben más országokban is? Ha igen, írja fel kérem a dátumot és az ország nevét!
36. Szed rendszeresen orvosságot?
37. Meg tudja mutatni nekünk ezeket az orvosságokat?
38. Rendszeres orvosi kezelés alatt áll-e? Ha igen, miért?
    1. Szív
    2. Tüdő
    3. Gyomor/bél
    4. Máj/epe
    5. Vese és hugyhólyag
    6. Altesti és nemiszervek
    7. Szem
    8. Torok, orr fül
    9. Bőr
    10. Idegek/kedély
39. Volt-e láza? Ha igen, írja fel, mennyi volt a legnagyobb mért érték és mikor volt ez!
40. Levertnek és fáradtnak érzi magát?
41. Volt-e az utóbbi hetekben lázas infekciója?
42. Vannak fájdalmai?
43. Mutassa meg az ujjával azt a helyet, alhol fáj!
44. Milyen formában jelentkezett ez a fájdalom?
    1. teljesen hirtelen teljes erősséggel
    2. lassan növekvő erősséggel
    3. hirtelen, görcsszerűen, erősségében változóan
45. Hova sugárzódnak ki ezek a fájdalmak?
46. Fáj-e gyakran a feje?
47. Jól alszik-e?
48. Étvágytalanságban szenved-e?

49. Rosszul van-e?

50. Vannak-e szédülési rohamai?

51. Állandóan szédül-e?

52. Zúg-e a füle?

53. Elveszti-e néha az eszméletét?

54. Viszket a bőre?

55. Az utóbbi időben gyakrabban izgatott-e és könnyen ingerelhető-e?

56. Felizgatta valami? Munkahelyi vagy családi konfliktusai vannak-e?

57. Volt-e már idegösszeroppanása?

58. Fogyott-e az utóbbi időben?
Kérem, írja fel:

    1. hány kilogrammot?
    2. mennyi idő alatt?

59. Volt-e már allergiás reakciója?

60. Túlságosan érzékeny-e valamire?

    1. orvosságokra
    2. szappanra vagy kozmetikai cikkekre
    3. bizonyos növényekre (pl. kankalin)
    4. bizonyos élelmiszerekre (pl. hal)

61. Tavasszal/nyáron van-e szénanáthája?

62. Volt-e már korábban epilepsziás rohama?

63. Ismeri-e a saját vércsoportját?

64. Milyen fertőző betegsége volt már a gyermekének?

    1. kanyaró
    2. skarlát
    3. mumpsz
    4. rózsahimlő
    5. diftéria
    6. himlő
    7. bárányhimlő

65. Milyen betegségek ellen kapott védőoltást a gyermeke?

    1. tetanusz
    2. szamárköhögés
    3. diftéria
    4. himlő
    5. kanyaró
    6. gümőkór
    7. gyermekbénulás (poliomyelitis)
    8. sárgaláz
    9. más betegségek

66. Hány órával ezellőtt ivott utojára alkoholt?

67. Mit ivott?

    1. Sört
    2. bort vagy pezsgőt
    3. pálinkát

68. Mutasson fel annyi kézujjat, ahány pohárral ivott!

69. Fogyasztott-e ételt?
    1. Az alkoholfogyasztás elött
    2. alatt
    3. után?

8.4 Jelenlegi anamnézis (speciálisan)

70. Szívrohama volt?
71. Verejtékezett-e?
72. Van-e belső félelemérzete?
73. Érezte-e a „halálfélelmet“ vagy nem volt olyan borzalmas a dolog?
74. Érez-e keblében gyakrabban szorongást?
75. Gyorsan kifogy a lélegzetből?
76. Van-e légszomja
    1. nyugalmi helyzetben
    2. járás közben
    3. lépcsőmászás közben vagy erősebb testi megterhelésnél
    4. éjjel néhány óra alvás után, javul-e ez az állapot, ha felül?
77. Az utóbbi időben megdagadtak-e az alsó lábszárai?
78. Mióta dagadtak az alsó lábszárai? Mutasson fel annyi ujjat, ahány hónapja!
79. Az alsó lábszárai csak este dagadnak-e meg?
80. Kell-e vizelnie éjjel? Milyen gyakran? Mutasson fel annyi kézujjat!
81. A pulzusa néha
    1. túl gyors (több mint 120 verés percenként)
    2. túl lassú (kevesebb 35 verésnél percenként)?
82. Érzie, hogy a szíve néha nem egyenletesen ver?
83. Volt-e már szívbeteg? Ha igen, milyen betegsége volt?
    1. Szívgyulladás
    2. szívinfarktus
    3. Van-e ismert szívbaja?
84. Ismeretes-e, hogy a vérnyomása
    1. alacsony-e
    2. magas-e?
85. Van-e hasmenése? Naponta hányszor?
86. Különben szabályszerű a széklete?
87. Széklete
    1. normális formájú-e
    2. nagyon kemény-e
    3. híg kásaszerű-e
    4. vízhíg-e?

88. Evett-e olyasmit, amire visszavezethetők a betegségnek ezek a jelei?
    1. Kozervet
    2. halat
    3. állott húst vagy kolbá szárut
    4. gombát
    5. Ivotte- nagy mnennyiségű alkoholt?
89. Függnek-e ezek a fájdalmak a tápanyagfelvételtől?
    Ha igen,
    1. azonnal az étkezés után jelentkeznek-e?
    2. az étkezés után bizonyos idő elteltével jelentkeznek-e?
90. Vannak-e fájdalmai, ha éhes?
91. Böfög-e néha savanyú ízt?
92. Gyakran felpuffad-e a hasa?
93. Rendszeresen távozik-e bélgáz?
94. Hán yt-e? Hányszor?
95. A hányás fekete vol-e?
96. Utál-e valamilyen ételt?
    1. Zsíros húst
    2. borsót, káposztát?
97. Mikor volt utoljára széklete? Mutasson fel annyi ujjat, ahány órája!
98. Milyen színű volt az utolsó széklete?
    1. Normális
    2. nomál barna vöröses rárakódásokkal
    3. normál barna kásás rárakódásokkal
    4. fekete
    5. szürksfehér
99. A hasa nőtt-e terjedelmében az utóbbi időben?
100. Volt-e már Gyomorbeteg?
101. Tudja-e, hogy van-e
    1. epeköve
    2. veseköve?
102. Volt-e az utóbbi időben
    1. epekólikája
    2. vesekólikája?
103. Mióta ilyen sárgás színű a bőre? Mutasson fel annyi ujjat, ahány napja!
104. Köhög-e?
105. Vannak-e fájdalmai köhögés közben?
106. Vannak-e fájdalmi lélegzés közben?

107. Köp-e váladékot? Ha igen, milyen színű?

   1. Szürkésfehér
   2. sárgászöld
   3. szürke vöröses vegyülésekkel
   4. világosvörösen habzó
   5. sötétvörös

108. Mikor vizelt utoljára? Mutasson fel annyi ujjat, ahány órája!

109. Vizeléskor kell-e várni bizonyos ideig, míg megérkezik a hugy?

110. Milyen színű a vizelete?

   1. Világos
   2. sötétsárga
   3. vöröses
   4. sörbarna

111. Vannak-e fájdalmai vagy csípési érzései vizeléskor?

112. Gyakrabban kell-e vizelnie, mint máskor és minden alkalommal csak kevés vizelet válik-e ki?

113. Édesapja, édesanyja vagy a testvérei cukorbetegek-e (Diabetes mellitus)?

114. Az utóbbi időben volt-e erősebb mértékű szomjúságérzete?

115. Cukorbetegségét

   1. inzulin-injekciókkal
   2. tablettákkal
   3. csak diétával kezeli-e?

116. Az utolsó inzulin-injekció után normálisan evett-e?

117. A lábában a fájdalom

   1. teljesen hirtelen, lökésszerűen
   2. lassan jelentkezett-e?

118. Enyhül a fájdalom, ha helógatja a lábát?

119. A nyaka az utolsó évben vastagodott-e meg?

120. Elesett?

121. Kérem, próbálja meg utánozni a baleseti helyzetet!

122. Minden részletre (a baleset lefolyására) tud-e pontosan emlékezni?

123. Elvesztette-e az eszméletét?

124. Megvágta magát?

125. Zúzódást szenvedett?

126. Megütötte valaki?

127. Hasba rúgta valaki?

128. Közlekedési balesete volt?

129. A balesetben mint

   1. gyalogos
   2. kerékpáros
   3. motorkerékpáros
   4. gépkocsivezető vett-e részt?

130. A többi résztvevő

   1. gyalogos
   2. kerékpáros
   3. motorkerékpáros
   4. autós
   5. villamos
   6. vasúti jármű-e?

131. Erősen vérzett?

132. Mutatunk egy edényt. A vérveszteség több volt-e, mint ami ebbe belefér?

133. Megharapta valamilyen állat?

   1. Kutya
   2. macska
   3. kígyó
   4. róka
   5. más állat

134. Megégette vagy leforrázta magát?

135. Lehetséges, hogy megfagyott az érintett végtagja?

136. Volt-e az utolsó héten valamilyen sebesülése (akármilyen csekély is volt az)?

137. Kapott-e tetanusz elleni védőoltást?

138. Fel tud-e mutatni erről az otásról valamilyen igazolást?

139. Kapott-e már valamikor állatszérum-oltást?

   1. Lószérumot
   2. Szarvasmarha-szérumot
   3. Ürüszérumot
   4. Más állat szérumát.

140. Ez a fájdalom valamilyen rendkívüli testmozgásnál vagy teher megemelésénél hirtelen jelentkezett-e?

141. Gyakran vérzik az orra?

142. Folyik-e a füle?

143. Jelentkeztek-e hirtelen hallási zavarai? Ha igen, mutassa meg, kérem, melyik fülében!

144. Erős mértékű könnyezést figyelt-e meg?

145. Érez-e nyomást a szemeiben?

146. Nevezze meg az általam leírt számokat megfelelő számú kézujj felemelésével!

147. Valami a szemébe fröccsent? Mi volt az,

   1. sav
   2. lúg
   3. is meretlen folyadék?

148. Vannak-e látási zavarai (fátyolos látás)?

149. Világosan felismeri ezeket a számokat?

150. Duplán lát mindent?

151. Valamilyen rovar csípte meg?

152. Az utóbbi napokban érintkezésbe került-e valamilyen újszerű anyagokkal?

 1. Orvossággal
 2. virágokkal (pl. kankalin)
 3. herbateával, gyógylikőrrel
 4. munka-anyagokkal (olajok, zsírok, oldószerek, festékek stb.)

153. Mikor volt az utolsó nemi érintkezése?

154. Mit vett először észre?

 1. Fájdalmakat a vizelésnél
 2. a hugycsőből jövő folyást
 3. fekélyképződést
 4. a lágyéktájon jenlentkező fájdalmakat.

155. Mikor volt utoljára nőgyógyászati vizsgálaton?

156. Folyik-e a hüvelye?

157. Szabályos időközökben menstruál-e? Irja fel, kérem,

 1. hány naponként
 2. hány napig tart!

158. Mindig nagyon erősen vérzik a menstruáció alatt?

159. Melyik napon kezdődött az utolsó menstruációja?

160. Szed anti-bébi-tablettát?

161. Lehetséges-e, hogy terhes?

162. Terhes-e?

163. Hány hónapos terhes?

164. Mikor van az előrelátható szülési határidő?

165. Mióta érzi a magzatmozgást?

166. Vett-e olyasmit észre, hogy az utóbbi időben kissé lesüllyedt a hasa? Mikor volt ez?

167. Most mióta vérzik?

168. Feltétlenül fenn akarja tartani a terhességét?

169. Hány gyermeke van már?

170. Hányszor vetélt már el?

171. Az előző szülések komplikációk nélkül folytak-e le?

172. Egy előző szülés alkalmával

 1. nagyon enyhe fájdalmai voltak-e?
 2. kapott-e császármetszést (operatív beavatkozásos szülés volt-e)?
 3. kapott-e műszeres segítséget (fogóval, vákuumextraktorral)?
 4. volt-e gátrepedése?
 5. volte ultánvérzése?

173. Ismeri-e gyermeke édesapjának a vércsoportját?

174. Terhessége utolsó hetében voltak-e

1. vérzései?
2. volt-e fejtájása?
3. voltak-e látási zavarai (cikázó látászavarai)?
4. magas volt-e a vérnyomása?
5. megdagadt-e a lába?
6. bőre sárgára színeződött-e?

175. Most mióta vannak rendszeres fájásai?

176. Hány percenként jelentkeznek most a fájások?

177. Távozott-e már magzatvíz?

178. Érzi-e magzatának a mozgásait?

179. Ha jelt adunk, vegyen mély lélegzetet és nyomja maga is!

180. Gyermeke jól van.

181. Villamos áramütést kapott?

182. Hosszabb ideig kitette magát a napsugárzásnak?

183. Tévedésből valamilyen ismeretlen folyadékot ivott-e?

184. Tudja-e, hogy ez a folyadék

1. sav
2. lúg
3. háztartási vegyszer volt-e?

185. Nagyobbmennyiségű orvosságot vett be?

186. Milyen orvosságot vett be,

1. altatót és nyugtatót
2. fájdalomcsillapítót
3. szívgyógyszert
4. más orvosságot?

187. Öngyilkos akart lenni?

8.5 Saját anamnézis

188. Szenved-e a következő betegségek egyikében? Ha igen, mutasson fel, kérem, annyi kézujjat, amennyia megfelelő betegség előtt álló számnak megfelel:
Amennyiben ezeken a betegségeken régebben esett át, akkor írja fel az évszámot!

1. Tüdőgümőkór (tuberkulózis)
2. hörgasztma
3. krónikus hörghurut
4. gyomor-és nyombélfekély
5. epehólyagmegbetegedés
6. hasnyálmirigy megbetegedése
7. cukorbaj (Diabetes mellitus)
8. érrögösödés
9. embólia
10. vérzékenység.

189. Wég felsorolunk néhány betegséget:

1. Zöldhályog (Glaukóma)
2. szívbetegség
3. az agy vérellátottsági zavarai
4. epilepszia vagy más görcsös betegségek
5. allergia
6. pajzsmirigybetegség
7. reumás láz
8. sconttörés (mutassa meg, hol!)
9. nemi betegség
10. daganatos megbetegebés (mutassa meg, hol!)

190. Le tudná írni talán, hogyan nevezik az Ön orzágában az orvosok ezt a betegséget?

191. Operáltáke már Melyik szervét?

1. Vakbél
2. szív
3. tüdő
4. gyomor
5. epehólyag
6. vese
7. bél
8. méh
9. petefészek
10. hugyhólyag vagy prosztata

192. Tud-e olyasmiről, hogy egy másik operáció alkalmával kivették volna a vakbelét?

193. Milyen nemibetegségei voltak már?

1. Kankó (gonottea)
2. szifilisz (Lues venerea)
3. más nemi betegségek

194. Van-e valakinek a vérrokonsága közül hörgaszt mája (Asthma bronchiale) vagy allergiás betegsége?

8.6 Vizsgláat

195. Most meg szeretném vizsgálni.

196. Kérem, nyissa ki a száját!

197. Kérem, vetkőzzön le derékig?

198. Kérem, tegye szabaddá a hasát!

199. Kérem nyissa tágra mindkét szemét!

200. Kérem, nyitott szájjal lélegezzen mélyen be és ki!

201. Tartsa vissza, kérem, a lélegzetét!

202. Lazítson ki, kérem, teljesen!

203. Most letapogatom a hasát. Szóljon, kérem, ha fáj!

204. Fáj-e Önnek, ha itt kopogtatok?

205. Kérem, próbálja meg pontosan utánozni mozdulataimat!

206. Előmondok valamit. Kérem, mondja utánam ezeket a hangokat felszólításra!

207. Kérem, nézzen mindig az ujjamra!

208. Kérem, menjen el odáig és jöjjön ismét vissza!

209. A végbélnyílástól kiindulva kell megvizsgálnom!

210. A hüvelyétől kiindulva kell megvizsgálnom!

8.7 Diagnosztikai szándékok közlése

211. Betegségének pontosabb megismerése céljából még néhány technika és laboratóriumi vizsgálatot kell végeznünk.

212. Svívének jobb megítélése érdekében elektrokardiogramot akarunki levezetni.

213. Agyműködésének jo bbmegítélése céljából elektroenkefalogramot akarunk levezetni.

214. Meg akarjuk mérni a testhőmérsékletét.

215. Meg akarjuk mérni a vérnyomását.

216. Röntgenfelvételt akarunk csinálni.

217. A fülcimpájából egy kevés vért akarunk venni vizsgálat céljára.

218. A karvénájából eggy kevés vért akarunk venni vizsgálat céljára.

219. Meg akarjuk vizsgálni a vizeletét. Kérem, vizeljen ebbe a pohárba!

220. Meg akarjuk vizsgálni a vizeletét, és ezért meg kell katéterezzük.

221. Váladékot kell vennünk!

222. Meg akarjuk mérni a szem feszülését. Kérem, nyissa tágra mindkét szemét és nézzen erre a tárgyra!

223. Meg kell vizsgálni a székletét. A következő székletéből tegyen egy kis adagot ebbe a csövecskébe!

224. Meg kell vizsgálnunk a köpetét. Köhögje, kérem, a köpetét ebbe az edénybe!

8.8 Egy széleskörü diagnózis közlése

225. A következőről van szó:

    1. Csonttörés
    2. ütődés
    3. rándulás
    4. zúzódás
    5. húzódás

226. Agyrázkódása van.

227. Gyulladásról van szó.

228. Tályogról van szó.

229. Fertőző betegségről van szó.

230. Belső megbetegedésről van szó. A következő szerv beteg:

1. Szív
2. tüdő
3. gyomor
4. bél
5. epehólyag
6. máj
7. hasnyálmirigy
8. vese/húgyhólyag
9. belső nemi szervek.

231. A hasüregben keletkezett heveny megbetegedésről van szó.

232. Meghűléses fertőzése van.

233. Terhes, valószínűleg a(z) … hónapban van.

234. Gyorsan meg fog gyógyulni.

8.9 Terápiás intézkedések és további kezelés közlése

235. Be kell utaljam a kórházba.

236. Megfigyelés céljából be akarom utalni a kórházba.

237. Átutalom egy szakorvoshoz.

238. Mentőkocsival visszük.

239. Szigorùan àgyban kell maradnia.

240. Nem szükséges ágyban feküdnie,

1. ülhet a karosszékben,
2. járkálhat a szobában,
3. elhagyhatja a lakását.

241. Meg kell operálni. Beleegyezését adja-e?

242. Kikaparást kell végeznünk.

243. Rövid időre elaltatjuk.

244. Mikor evett vagy ivott utoljára? Kérem, írja fel az időpontot.

245. Menjen a gyógyszertárba ezért az orvosságért! a következőről van szó:

1. Cseppek
2. tabletta
3. drazsé (teljesen lenyelni)
4. tok (teljesen lenyelni)
5. folyadék
6. kenőcs.

246. Az orvosságot úgy vegye be, ahogy azt felírtam erre a cédulára.

247. A kenőcsöt naponta … -szer (szor; ször) kell felkenni.

248. Cseppeket írtam fel Önnek. Naponta … -szer (szor; ször) … cseppet csöppentsen

1. a szemébe
2. a fülébe
3. az orrlyukaiba.

249. Egyelőre diétát kell tartania és csak a következőket szabad ennie vagy innia:

1. Tea (kamilla vagy borsosmenta)
2. kétszersült
3. lisztleves
4. pirított fehérkenyér.
5. Adok egy útmutatót.

250. A következő … órában ne egyen vagy igyon semmit!

251. Gyomormosást kell végeznünk.

252. Meg kell katéterezzük.

253. Vágást kell végrehajtanunk, hogy a gennyet lefolyassuk.

254. Helyileg érzéstelenítjük most.

255. Bekötözzük.

256. Gipszkötésbe helyezzük.

257. A sebet bevarrtuk. A fonalat … -n el kell távolítanunk.

258. A kötést … -n cserélnünk kell.

259. Egy szót sem szabad beszélnie, suttognia sem!

260. Fájdalomcsillapító injekciót adunk.

261. Immunizálnunk kell

1. merevgörcs (tetanusz) ellen
2. veszettség ellen
3. … ellen.

262. Jelezze azonnal, kérem, ha valamilyen változást érez (például paroxizmusos tachikardia, vagyis rohamokban jelentkező szapora szívműködés, a karjaiban jelentkező bizsergés, hőérzet, nyugtalanság stb.).

263. Fertőző betegsége van.

264. Nem szabad nemi érintkezést végeznie!
Nem szabad alkoholt innia!
Minden személyt szintén kezelés alá kell vennünk, akivel nemileg érintkezett.

265. … -n ismét hozzám kell jönnie!

266. Kérem, hazájában menjen … -n orvoshoz, éspedig

1. belgyógyászhoz
2. sebészhez
3. nőgyógyászhoz
4. gyermekorvozhoz
5. bőrgyógyászhoz
6. szemorvoshoz
7. orr-gége-fül-gyógyászhoz
8. idegorvoshoz
9. pszichiáterhez
10. fogorvoshoz

267. Levelet küldök magával az orvosnak.

268. … -tól kezdve meggondolás nélkül hazautazhat

1. vonattal
2. gépkocsival
3. repülővel

269. Most elmehet.

270. Rendeljünk taxit?

271. Kérem, várjon, mentőkocsival visszük haza.

Arabisch – العربية

G. Hoyer, U. Hoyer, *Ärztlicher Dolmetscher*,
DOI 10.1007/978-3-662-48739-6_9,

9.1 امور عامة ووسائل للتفاهم

1 انت موجود في عيادة طبيه. سألقي عليك أولا بعض الأسئلة وافحصك بعد ذلك.

2 اجب على الأسئلة بنعم (بهز الرأس للأسفل) او بكلا (بهز الرأس للجانب) من فضلك.

3 ارجوك كتابه الجواب على هذه الورقة.

4 يتضمن هذا السؤال عدة امكانيات للجواب ونجد امامها اعدادا. ارجوك ان ترينا الرقم الملائم باستعمال اصابع اليد.

5 فحص جميع الاسئلة طفلك المريض طبقا للمحتوى.

6 اطمأن فنحن سنساعدك.

7 ارجوك ان ترينا اين.

8 كم مره تلاحظ ذلك في كل يوم؟ اجب رجاءً بواسطة اصابع اليد.

9 متى حدث ذلك؟ ارجوك كتابة التاريخ (والسنة أذا أمكن)

10 منذ اية فترة؟ ارجوك كتابة التاريخ (والسنة أذا أمكن).

11 هل سبق وان اصبت بهذا المرض قبل هذا الوقت؟

12 لقد قدت سيارتك وانت تحت تأثير الكحول. يجب أن اطرح عليك بعض الأسئلة وآخذ كمية من الدم لفحصها.

9.2 معلومات شخصية

13 ما هو اسمك؟ (الاسم الكامل واسم الاب واللقب او العائلة).

14 من اي بلد جئت؟

15 متى ولدت؟

16 اين تسكن في وطنك.

17 اين تسكن في بلادنا؟

18 هل يسكن هنا أحد معارفك؟

19 ما هو اسم وعنوان أقرب اقربائك؟

20 هل ترغب في ارسال رسالة الى ذويك ؟

21 هل ترغب في ابلاغ سفارتك او قنصليتك في برلين ؟

22 هل ترغب في ان تتصل هاتفيا بأحد لأعلامه بمرضك ؟

23 يرجى كتابة نص الرسالة.

24 هل أنت مؤمن عليك في حالة المرض؟

25 ارجوك كتابة اسم وعنوان المؤسسة التي امنت فيها.

26 متى وصلت الى بلدنا؟

27 كم من الوقت تبقى في مدينتنا؟

28 كم من الوقت تبقى في بلادنا؟

29 ارجوك ان تريني هويتك الشخصية او جوازك للسفر؟

30 هل انت تابع لسلك دبلوماسي ما؟

9.3 تاريخ المرض الحالي (بشكل عام)

31 هل مرضت فجأة؟

32 منذ متى مرضت؟ ارينا عدد الأسابيع باستعمال الاصابع.

33 هل سبق وان اصبت بمثل هذا المرض؟

34 ارجوك ان تؤشر بأصبعك على موضع المرض (الالم) الذي شعرت به لأول مرة.

35 هل كنت مؤخرا في بلاد اخرى؟ في حالة الاجابة بنعم، نرجو ان تكتب تاريخ السفر واسم البلد.

36 هل تتناول الادوية بانتظام؟

37 هل نستطيع الاطلاع على هذه الادوية؟

38 هل تستشير الطبيب بشكل منتظم؟ عند الاجابة بنعم ما هو السبب؟

1 القلب
2 الرئة
3 المعدة / الامعاء
4 الكبد/المرارة
5 الكلى والمثانة
6 البطن والاعضاء التناسلية
7 العيون
8 الانف والاذن والحنجرة
9 الجلد
10 الاعصاب/ حالات نفسية

39 هل اصبت بالحمى؟ في حالة الاجابة بنعم نرجوك كتابة اعلى درجة للحرارة ومتى كان ذلك.

40 هل تشعر بالانحلال والتعب؟

41 هل اصبت في الاسابيع الماضية بعدوى مصحوبة بحمى؟

42 هل تشعر بألم؟

43 يرجى الاشارة الى موضع الالم.

44 كيف بدأ هذا الألم؟

1 فجأة وبقوة شديدة
2 بدأ الالم بشكل خفيف ثم أخذ بالازدياد
3 فجأة، على شكل تشنج، وبقوة متغيرة

45 الى اين تنتشر هذه الالام؟

46 هل تصاب بألم في الرأس كثيرا ما؟

47 هل نومك جيد؟

48 هل تعاني من انعدام الشهية للطعام؟

49 هل تعاني من الغثيان؟

50 هل تعاني من الدوخة؟

51 هل تشعر دائما بانك على وشك الاصابة بالدوخة؟

52 هل تشعر بأزيز في الاذنين (طنين)؟

53 هل يغمى عليك في بعض الاحيان؟

54 هل يحكك جلدك؟

55 هل كنت في الأونة الاخيرة متوتر الاعصاب وسهل التهيج؟

56 هل تتهيج نتيجة خلافات عائلية او وظيفية؟

57 هل اصبت مرة بانهيار عصبي؟

58 هل انخفض وزنك في الآونة الاخيرة؟ نرجوك كتابة

1 كم كيلوغرام
2 في اية فترة زمنية

59 هل عانيت مره في ردود فعل ناتجة عن حساسية معينة؟

60 هل تصاب بالحساسية من بعض الأشياء؟

1 من الادوية
2 من الصابون او المعطرات
3 من نباتات معينة
4 من مواد غذائية معينة (السمك مثلا)

61 هل تصيبك في الربيع او الصيف رشحه ربيعية (زكام ناتج عن الحشائش الجافة)؟

62 هل اصبت في الوقت الماضي بنوبة من الصرع؟

63 هل تعرف فصيله دمك؟

64 اي من الامراض المعدية قد اصابت طفلك في الماضي؟

1 السرى (مرض الحصبة)
2 الحمى القرمزية
3 التهاب الغده النكفية (الدرقية)
4 مرض الحصبة البسيط (الحصبة المائية)
5 دفتيريا (مرض الخناق)
6 مرض الجدري
7 جدري الاطفال

65 ضد اي من الامراض قد طعم طفلك؟

1 مرض الكزاز
2 السعال الديكي
3 مرض الخناق
4 مرض الجدري
5 مرض الحصبة
6 مرض السل
7 شلل الاطفال
8 الحمى الصفراء
9 امراض اخرى

66 كم ساعة قد مضى على شربك الكحول؟

67 ماذا شربت؟

1 البيرة
2 نبيذ او شمبانيا
3 الكحول المركزة

68 ارينا على عدد الاصابع عدد الاقداح التي شربتها.

69 هل اكلت

1 قبل شرب الكحول؟
2 اثناء الشرب؟
3 بعد شرب الكحول؟

9.4 تاريخ المرض الحالي (بشكل خاص)

70 هل سبق وان اصبت بنوبة قلبية؟

71 هل حدث لك تعرق شديد؟

72 هل لديك شعور داخلي بالخوف؟

73 هل اصابك شعور بالخوف من الموت، ام ان الامر لم يكن بهذه الدرجة من السوء؟

74 هل تصيبك غالبا شعور بضيق الصدر؟

75 هل يحدث لك قصر النفس بسرعه؟

76 هل تشعر بضيق في التنفس؟

1 عند وضع الهدوء
2 اثناء المشي
3 اثناء صعود الدرج او اثناء تحمل الجسد المجهود القوى
4 بعد ساعات من النوم، هل يحدث تحسن بعد ان تستيقظ وتجلس؟

77 هل اصبت في الفترة الاخيرة بتورم في الساق؟

78 منذ متى اصبت بهذا التورم في الساق؟ ارينا عدد الشهور باستعمال اصابع اليد.

79 هل تتورم ساقك في المساء فقط؟

80 هل تضطر الى البول في الليل؟ كم مرة؟ ارينا عدد المرات باستعمال اصابع اليد.

81 هل جسات نبضك احيانا

1 سريعة جدا (أكثر من 120 نبضة في الدقيقة)
2 بطيئة جدا (اقل من 35 نبضة في الدقيقة)

82 هل تشعر بان قلبك ينبض احيانا بغير انتظام؟

83 هل سبق لك وان اصبت مره بمرض القلب؟ في حالة الاجابة بنعم، اي مرض؟

1 التهاب في القلب
2 جلطة في القلب؟
3 هل نوع مرض القلب معروف؟

84 هل عندك

1 انخفاض في ضغط الدم؟
2 ارتفاع في ضغط الدم؟

85 هل عندك اسهال؟ كم مره في اليوم؟

86 هل برازك على ما يرام (منتظم)؟

87 هل برازك

1 عادى الشكل؟
2 قاسي جدا؟
3 كمزيج سائل؟
4 كالماء؟

88 هل تعتقد بان مرضك يعود الى نوع الطعام الذي اكلته؟

1 معلبات
2 السمك
3 لحم بائت (قديم) او قديد
4 فطريات
5 بسبب شربك كميات كبيرة من الكحول

89 هل هذه الآلام مصحوبة بتناول الطعام؟ في حالة الاجابة بنعم، هل تحدث:

1 حالا بعد تناول الطعام
2 بعد مضي فترة ما على تناول الطعام؟

90 هل عندك آلام في حالة الجوع؟

91 هل عندك احيانا نجشوء (تدرع) مصحوب بحموضة؟

92 هل عندك غالبا غازات في البطن؟

93 هل تخرج غازات الامعاء بشكل منتظم؟

94 هل تقيأت؟ كم مرة؟

95 هل كان لون القيئ اسود؟

96 هل عندك نفور من بعض الاطعمة؟

1 من اللحم السمين
2 من البازلياء ، ملفوف

97 متى حصل الابراز (التغوط)؟ ارينا عدد الساعات على اصابع اليد.

98 كيف كان لون برازك (الغائط) في المرة الاخيرة؟

1 بنى عادى
2 بنى عادى مصحوب بالدم
3 بنى عادى مصحوب ببلغم
4 اسود
5 رمادي مائل الى البياض

99 هل كبر حجم بطنك في الفترة الاخيرة؟

100 هل اصبت مرة بقرحة في المعدة؟

101 هل تعرف ما أذا كان عندك

1 حصى بالمرارة؟
2 حصى بالكلية

102 هل حدث لك في الآونة الاخيرة

1 مغص في المرارة؟
2 مغص في الكلية؟

103 منذ متى اصفر لون جلدك؟ ارينا عدد الايام بالأصابع.

104 هل عندك سعال؟

105 هل يحدث لك آلام عند السعال؟

106 هل يحدث لك آلام عند التنفس؟

107 هل عندك بصاق مصحوب ببلغم؟ في حالة الاجابة بنعم، ما هو لونه؟

1 هل هو رمادي مائل للبياض؟
2 اخضر مائل للصفار
3 رمادي مصحوب بالدم
4 احمر فاتح مصحوب برغوة
5 احمر غامق

108 متى تبولت للمرة الاخيرة؟ ارينا عدد الساعات على الاصابع.

109 هل انت مضطر الى الأنتظار عند التبول حتى يأتي البول؟

110 كيف لون بولك؟

1 فاتح
2 اصفر غامق
3 محمر
4 بنى كلون البيرة

111 هل يحدث لك آلام او حرقه عند التبول؟

112 هل انت مضطر الى البول بكثره، وفى كل مرة يأتي قليل من البول؟

113 هل يعاني ابوك، امك، او احد اخوانك من مرض البول السكرى؟

114 هل حدث لك في الآونة الاخيرة شعور بالعطس القوى؟

115 هل يعالج مرضك السكرى

1 بحقن انسولين
2 بالحبوب
3 بالحمية فقط؟

116 هل اكلت بشكل اعتيادي بعد اخذ حقنه الانسولين الاخيرة؟

117 أحدث هذا الالم في رجلك

1 فجأة، للتو؟
2 بالتدريج؟

118 هل تخف الآلام عندما تدلى رجلك نحو الاسفل؟

119 هل ورمت الرقبة في السنة الاخيرة؟

120 هل وقعت؟

121 ارجوك ان تحاول تكرار الحادث امامي.

122 هل تتذكر كل تفاصيل الحادثة بالضبط؟

123 هل فقدت وعيك؟

124 هل جرحت؟

125 هل اصابك رض (هرس)

126 هل ضُربت؟

127 هل اصابتك صدمه في البطن؟

128 هل اصابك حادث مرور (حادث اصطدام)

129 هل كان دورك في هذا الحادث:

1 وانت سائر على القدمين؟
2 وانت راكب دراجة؟
3 وانت راكب دراجة بخاريه؟
4 وانت سائق سيارة؟

130 هل المشاركون في الحادثة هم من

1 المشاة؟
2 راكبي دراجة؟
3 راكبي دراجة بخاريه؟
4 سائقي سيارات؟
5 راكبي الترام؟
6 راكبي القطار؟

131 هل اصابك نزيف قوى في الدم؟

132 ارجوك انظر الى هذا الوعاء. هل فقدت من الدم أكثر من حجم هذا الوعاء؟

133 هل عضك حيوان ما؟

1 كلب
2 قطه
3 حيه

134 هل احرقت بنار او بسائل ساخن؟

135 هل من المحتمل انه قد اصاب هذا العضو برد قوى؟

136 هل اصابك جرح في الاسبوع الماضي (ولو كان صغيرا جدا)؟

137 هل ُطعمت ضد مرض الكزاز؟

138 هل بالإمكان ان ترينا شهادة لهذا التطعيم ؟

139 هل حقنت مرة بمصل حيواني؟

1 من الحصان
2 من البقرة
3 من الغنم
4 من حيوان آخر

140 هل حصل هذا الالم بعد حركه من الجسم غير اعتيادية ام فجأة بعد رفع ثقل ما؟

141 هل حصل لك غالبا نزيف من الانف؟

142 هل حصل لك سيلان الاذن؟

143 هل حصل لك فجأة اضطراب في السمع؟ في حالة الاجابة بنعم، ارينا الاذن المعنية.

144 هل تسيل دموعك بشكل متزايد؟

145 هل تشعر بضغط في عنقك؟

146 ارينا بأصابعك الرقم الصحيح من خلال مقارنته بالأرقام التي كتبتها امامك.

147 هل اصابك رشه في العين؟ هل الرشة من:

1 حوامض؟
2 قلويات؟
3 سائل غير معروف؟

148 هل اصابك خلل في عضو النظر (غشاء يحجب او يزعج النظر)؟

149 هل ترى هذه الكتابة جيدا؟

150 هل ترى الاشياء مضاعفة؟

151 هل قرصتك حشرة ما؟

152 هل لمست في الايام الاخيرة مواد جديدة عليك؟

1 ادوية
2 زهور
3 شاي من الحشائش، ليكور من الحشائش (نوع من الكحول الحلو)
4 مواد متعلقة بمهنتك (زيوت، شحوم، سوائل، الوان الخ)

153 متى جامعت للمرة الاخيرة؟

154 ماذا لاحظت اولا؟

1 آلام عند التبول
2 سيلان من مجرى البول
3 تورم
4 آلام بجانب الحالبين

155 متى كان الفحص الاخير عند طبيب الامراض النسائية؟

156 هل عندك سيلان من الفرج (المهبل)؟

157 هل العادة الشهرية عندك منتظمة؟ ارجوك كتابة مايلي:

1 عدد الايام بين المرة والاخرى
2 كم يوما تستغرق العادة.

158 هل عادتك الشهرية مصحوبة دائما بدم كثير؟

159 في اي يوم بدأت عادتك الشهرية الاخيرة؟

160 هل تتناولين حبوب لمنع الحمل؟

161 هل من الممكن ان تكوني حامل؟

162 هل انت حامل؟

163 كم شهر مضى على حملك؟

164 متى سيكون يوم الولادة على حد التقريب؟

165 منذ متى تشعرين بتحرك طفلك؟

166 هل لاحظت بان بطنك قد انخفض قليلا في الآونة الاخيرة؟ متى حدث ذلك؟

167 متى اصابك هذا النزيف الدموي؟

168 هل تريدين بشكل قاطع المحافظة على الحمل؟

169 كم من الاولاد عندك؟

170 كم مره طرحت؟

171 هل تمت الولادات السابقة بدون تعقيدات؟

172 هل حصل لك في الولادة السابقة

1 طلق ضعيف جدا
2 ولادة بعملية جراحية
3 بمساعده آلية (كماشة، آلة بالضغط الهوائي)
4 تمزق الحاجز (جانب الفرج)؟
5 نزيف دموي؟

173 هل تعرفين فصيلة الدم لوالد طفلك؟

174 هل اصابك اثناء الاسبوع الاخير من الحمل:

1 نزيف دموي
2 وجع رأس
3 اضطراب في النظر (تشابه الأشياء)
4 ارتفاع في ضغط الدم
5 انتفاخ في الرجلين
6 اصفرار في لون الجلد؟

175 منذ متى بدأ الطلق النظامي؟

176 خلال كم دقيقه يأتي الطلق؟

177 هل حدث سيلان ماء عندك؟

178 هل تشعرين بتحرك الطفل؟

179 عندما نعطيك اشارة تنفسي بعمق واضغطي معنا.

180 طفلك بحالة جيدة.

181 هل اصابك تيار كهربائي؟

182 هل تعرضت لأشعة الشمس مدة طويلة؟

183 هل شربت سائلا غير معروف؟

184 هل تعرف اما أذا كان السائل:

1 حموضة؟
2 قلوي؟
3 مواد بيتية كيميائية؟

185 هل تناولت كمية كبيرة من الادوية؟

186 هل تناولت

1 حبوب منومه او مواد مهدئة؟
2 مواد مخففة للألم؟
3 ادوية قلبيه
4 ادويه اخرى؟

187 هل كنت مقبل على الانتحار؟

9.5 تاريـخ المرض المقدم مـن قبل المريض

188 أذا كنت تعاني احدى الامراض التالية فنرجوك ان ترينا عدد الاصابع المطابقة لأرقام المرض امامك. و أذا كنت قد اصبت بأحد هذه الامراض، فاكتب لنا السنة التي حصل فيها ذلك.

1 سل رئوي
2 التهاب القصبات
3 التهاب مزمن في القصبات الهوائية
4 قرحة في المعدة وفي ألأثني عشر
5 امراض المرارة
6 مرض في الغدد (بانكرياس)
7 مرض البول السكرى
8 مرض تخثر الدم في الاوعية
9 مرض الجلطة الدموية
10 مرض القابلية للنزيف الدموي

189 فيما يلي بعض الامراض الاخرى:

1 مرض المائية الزرقاء
2 مرض قلبي
3 خلل في جريان الدم في الدماغ
4 مرض الصرع او امراض تشنج
5 حساسيه
6 مرض الغدد الدرقية (النكفة)
7 حمى الروماتزمية
8 كسر في العظام (ارينا اين)
9 مرض جنسي
10 مرض التورم (ارينا اين)

190 هل بالأمكان ان تكتب عن اسم مرضك، كما يسميه الاطباء في بلدك؟

191 هل اجري لك مرة عملية جراحيه؟ في اي عضو؟

1 الأعور (الزائدة)
2 القلب
3 الرئة
4 المعدة
5 المرارة
6 الكلية
7 الامعاء
8 الرحم
9 المبيض
10 مثانة البول

192 هل تعرف فيما اذا كانت قد استأصلت الزائدة (الاعور) منك اثناء عملية جراحية ما؟

193 اي من الامراض الجنسية قد اصابتك؟

1 مرض التعقبب
2 مرض السفلس (الزهري)
3 امراض جنسية اخرى

194 هل اصيب أحد اقربائك بمرض القصبان او مرض الحساسية؟

9.6 الفحص

195 اريد الآن ان افحصك.

196 ارجوك ان تفتح فمك.

197 ارجوك ان تعرى القسم العلوي من جسمك.

198 ارجوك ان تعرى البطن.

199 ارجوك ان تفتح كلا العنين.

200 ارجوك ان تقوم بعملية الشهيق والزفير (التنفس) من الفم.

201 ارجوك الكف عن التنفس.

202 ارجوك الاسترخاء الكامل.

203 سأتحسس(المس) بطنك الآن. ارجوك ان تقول عندما تشعر بألم.

204 هل تشعر بألم عندما انقر هنا؟

205 ارجوك ان تقلد حركاتي تماما.

206 سأتكلم شيئا ما. ارجوك ان تعيد هذه الحركة الصوتية عند الطلب.

207 ارجوك النظر دائما الى أصبعي.

208 ارجوك المشي حتى هناك والرجوع الى هنا.

209 يجب ان افحصك من فتحة الشرج.

210 يجب ان افحصك من الفرج (المهبل).

9.7 الاخبار بأجراءات التشخيص

211 لكي نتمكن من معرفة مرضك بالضبط، علينا ان نجري بعض الفحوص التكنيكية والمختبرية.

212 لكي نتمكن من الحكم الصحيح على حاله عمل قلبك، علينا ان نجري تخطيطا قلبيا كهربائيا.

213 لكي نتمكن من الحكم الصحيح على حاله عمل دماغك، علينا ان نجري تخطيطا دماغيا.

214 نريد قياس درجة حرارة جسمك.

215 نريد قياس ضغط دمك.

216 نريد اخذ اشعه لك.

217 نريد اخذ قليلا من الدم من شحمه اذنك للفحص.

218 نريد اخذ قليلا من الدم من وريد ذراعك للفحص.

219 نريد فحص بولك. نرجوك البول في هذا الوعاء.

220 نريد فحص بولك. لذا علينا بأدخال انبوب دقيق الى مثانة البول.

221 نريد فحص قليل من الدم في المختبر.

222 نريد قياس ضغط عينيك. نرجوك فتح كلا العينين والنظر الى هذا الجسم.

223 يجب ان نفحص برازك. نرجوك وضع كميه قليله من برازك في هذا الانبوب.

224 يجب ان نفحص رياقك (بصاقك). نرجوك البصاق في هذا الوعاء.

9.8 الاخبـار عن التشـخيص النهائي

225 انما حصل هو

1 كسر في العظام
2 رض (رضه)
3 التواء
4 هرس
5 شد، توتر (في العضلة او العرق مثلا)

226 لقد حصل لك ارتجاج في الدماغ (المخ)

227 عندك التهاب

228 عندك دمله

229 عندك مرض معدي

230 عندك مرض داخلي. العضو المريض هو:

1 القلب
2 الرئة
3 المعدة
4 الامعاء
5 المرارة
6 الكبد
7 الغدة البطنية (بانكرياس)
8 كلية- مثانة البول
9 عضو جنسي داخلي

231 عندك مرض وقتي في مجال البطن.

232 عندك مرض الرشحة

233 انت حامل، ربما في الشهر ...

234 ستعود اليك صحتك عما قريب.

9.9 الاخبـار عن خطوات العـلاج ومتابعته

235 يجب نقلك الى المستشفى.

236 يجب نقلك الى المستشفى للمراقبة.

237 سأحولك الى طبيب اختصاصي.

238 ستنقل بواسطة سيارة المستشفى.

239 عليك بالتزام الفراش تماما.

240 لست بحاجة الى التزام الفراش، تستطيع ان:

1 تجلس في المقعد
2 تسير في الغرفة
3 نذهب خارج المنزل

241 يجب ان نجري لك عملية جراحية، هل توافق على ذلك؟

242 يجب ان نجري لك كشطا في الرحم.

243 يجب تخديرك لفتره قصيره.

244 متى اكلت او شربت للمرة الاخيرة؟ نرجوك كتابه الوقت.

245 نرجوك جلب هذا الدواء من الصيدلية. وهو عباره عن:

1 قطرات
2 حبوب
3 حبوب ملبسه (بغشاء سكرى)، (يجب بلعها)
4 حبوب على شكل كبسولات (يجب بلعها)
5 عصير
6 مرهم

246 عليك ان تتناول الدواء بالطريقة التي اكتبها على هذه الورقة.

247 عليك بدهن هذا المرهم . . . . مرات يوميا.

248 لقد كتبت لك قطرات. نرجوك ان تأخذ . . . مرات يوميا وكل مره . . . قطرات في:

1 العين
2 الاذن
3 في فتحه الانف

249 عليك اولا بالحمية، ويسمح لك بتناول الاطعمة والمشروبات التالية فقط:

1 شاي (بابونج او نعنع)
2 كعك
3 شوربة طحين
4 خبز محمر
5 سأعطيك شرحا عن ذلك

250 نرجوك الا تأكل ولا تشرب في الساعات . . . . القادمة.

251 يجب ان نغسل معدتك.

252 يجب ان ندخل المثانة انبوب دقيق.

253 يجب ان نجري لك قطعا حتى يسيل القيح.

254 سنجرى لك تخدير محلى.

255 يجب نضمدك.

256 نضمدك بالجبس.

257 لقد خيطنا الجرح. يجب سحب الخيوط بتاريخ . . .

258 يجب تبديل الضماد بتاريخ . . .

259 يجب عليك الا تتكلم حتى ولا وشوشه.

260 سنعطيك حقنة ضد الآلام.

261 يجب تطعيمك

1 ضد مرض الكزاز
2 ضد الكلاب السعوره
3 ضد . . .

262 نرجوك ان تعطينا اشاره في الحال عندما تلاحظ اي تغيير (مثلا الخفقان الشديد في القلب، تنمل في الذراع، شعور بالحرارة، اضطراب الخ)

263 مرضك معدي.

264 يجب ان تمتنع عن ممارسه الجماع.

265 يجب ان تمتنع عن شرب الكحول.

266 نرجوك الذهاب في بلدك الى الطبيب وذلك بتاريخ . . .

1 الى طبيب الامراض الداخلية
2 الى الجراح
3 الى طبيب الامراض النسائية
4 الى طبيب الاطفال
5 الى طبيب الامراض الجلدية
6 الى طبيب العيون
7 الى طبيب الانف والاذن والحنجرة
8 الى طبيب الاعصاب
9 الى الطبيب النفساني
10 الى طبيب الاسنان

267 سأعطيك رسالة منى الى طبيبك.

268 بالتأكيد تستطيع الرجوع الى الوطن بتاريخ . . . وذلك

1 بالقطار
2 بالسيارة
3 بالطائرة

269 تستطيع الآن ان تذهب.

270 هل ترغب بان نحجز لك تاكسي؟

271 نرجوك الانتظار، ستنقلك سيارة المستشفى الى البيت.

Rumänisch – Română

G. Hoyer, U. Hoyer, *Ärztlicher Dolmetscher*,
DOI 10.1007/978-3-662-48739-6_10,

10.1 Generalităţi şi mijloace de înţelegere

1. Vă aflaţi aici într-un cabinet medical. Am să vă pun la început cîteva întrebări şi după aceasta am să vă consult.
2. Răspundeţi, vă rog, la întrebări cu da (dat din cap în semn de afirmaţie) sau cu nu (dat din cap în semn de negaţie)!
3. Vă rog să scrieţi răspunsul pe această hîrtie!
4. La această întrebare există mai multe posibilităţi de răspuns, fiecare fiind prevăzută cu numere. Arătaţi, vă rog, un număr de degete care să corespundă cu cifra respectivă!
5. Toate întrebările se referă la copilul dumneavoastră bolnav.
6. Liniştiţi-vă, vă rog. O să vă ajutăm.
7. Arătaţi, vă rog, unde!
8. De cîte ori constataţi acest lucru pe zi? Arătaţi, vă rog, un număr corespunzător de degete!
9. Cînd a avut loc acest lucru? Scrieţi, vă rog, data (eventual numai anul)!
10. De cînd? Scrieţi, vă rog, data (eventual numai anul)!
11. Aţi mai avut vreodată simptomele de baolă descrise pînă acum?
12. Aţi mers cu maşina după ce aţi consumat băuturi alcoolice. Trebui să vă pun cîteva întrebări şi să vă iau o probă de sînge.

10.2 Date personale

13. Cum vă numiţi (nume, prenume)?
14. Din ce ţară veniţi?
15. Cînd sînteţi năsut?
16. Care vă este adresa din ţara dumneavoastră?
17. La ce adresă locuiţi în ţara noastră?
18. Locuişte aici cineva pe care îl cunoaşteţi?
19. Care este numele şi adresa celui mai apropiat membru al familiei dumneavoastră?
20. Doriţi să trimitem o stire la membrii familiei dumneavoastră?
21. Doriţi să trimitem o stire la ambasada/consulatul dv. din Berlin?
22. Doriţi să telefonăm cuiva că sînteţi bolnav?
23. Scrieţi vă rog, textul!
24. Sîneţi membru al unei asociaţii de asigurări în caz de boală?

25. Scrieţi, vă rog, denumirea şi adresa asociaţiei dv. de asigurări!
26. Cînd aţi intrat în ţara noastră?
27. Cît timp rămîneţi în oraşul nostru?
28. Cît timp rămîneţi în ţara noastră?
29. Arătaţi-mi, vă rog, buletinul/paşaportul dv.!
30. Sînteţi membru al unei reprezentanţe diplomatice?

10.3 Anamneză actuală (generlăla)

31. V-aţi îmbonăvit în mod brusc?
32. De cînd sînteţi bolnav? Arătaţi un număr de degete care să corespundă cu numărul de săptămîni!
33. Aţi mai avut mai înainte o astfel de boală?
34. Indicaţi, vă rog, cu degetul locul de pe corpul dv. unde aţi constatat pentru prima dată boala (durerile).
35. Aţi fost în ultimul timp în alte ţări? Dacă da, scrieţi, vă rog, data şi ţara!
36. Luaţi în mod regulat medicamente?
37. Puteţi să ne arătaţi aceste medicamente?
38. Urmaţi un tratament medical regulat? Dacă da, din ce cauză?
    1. inimă
    2. plămîn
    3. stomac/intestine
    4. ficat/fiere
    5. rinichi şi vezică
    6. organe abdominale şi genitale
    7. ochi
    8. nas, gît, urechi
    9. piele
    10. nervi/tulburare sufletească
39. Aţi avut temperatură? Dacă da, scrieţi, vă rog, care a fort cea mai mare valoare măsurată şi cînd a fost!
40. Vă simţiţi într-o stare de depresiune şi oboseală?
41. Aţi avut în ultimele săptămîni o infecţie cu febră?
42. Aveţi dureri?
43. Indicaţi cu degetul locul care vă doare!
44. Cum a apărut această durere?
    1. în mod brusc cu toată intensitatea
    2. treptat cu intensitate crescîndă
    3. brusc, convulsiv, cu intensitate schimbătoare
45. In ce direcţie se propagă aceste dureri?
46. Aveţi des dureri de cap?

47. Dormiţi bine?
48. Nu aveţi poftă de mîncare?
49. Aveţi o senzaţie de greaţă?
50. Aveţi ameţeli?
51. Aveţi o senzaţie permanentă de ameţeală?
52. Simţiţi un vîjîit în urechi?
53. Se întîmplă să leşinaţi din cînd în cînd?
54. Vă mănîncă pielea?
55. Sînteţi în ultimul timp mai des într-o stare de nervozitate, vă iritaţi uşor?
56. Aţi avut o stare de enervare? Conflicte profesionale sau familiare?
57. Aţi avut vreodatăa o criză de nervi?
58. Aţi scăzut în ultimul timp în greutate?
    Scrieţi, vă rog:
    1. cîte kilograme
    2. în ce perioadă?
59. Aţi avut vreodată o stare de alergie?
60. Sînteţi alergic faţă de ceva?
    1. medicamente
    2. săpun sau articole cosmetice
    3. anumite plante (de ex. ciuboţica-cucului)
    4. anumite alimente (de ex. peşte)
61. Aveţi în primăvară/vară guturai de fîn?
62. Aţi avut mai demult vreodată crize de epilepsie?
63. Stiţi care este grupa dv. sangvină?
64. Ce fel de boli infecţioase a avut copilul dv.?
    1. pojar
    2. scarlatină
    3. oreion
    4. rujeolă
    5. difterie
    6. vărsat
    7. varicelă
65. Impotriva căror boli este vaccinat copilul dv.?
    1. tetanos
    2. tuse convulsivă
    3. difterie
    4. vărsat
    5. pojar
    6. tuberculoză
    7. paralizie infantilă (poliomielită)
    8. friguri galbene
    9. alte boli
66. Cîte ore au trecut de cînd aţi băut ultima dată alcool?

67. Ce aţi băut?

    1. bere
    2. vin sau şampanie
    3. rachiu

68. Arătaţi un număr de degete care să indice cîte pahare aţi băut!

69. Aţi mîncat

    1. înainte
    2. în timpul
    3. după ce aţi consumat alcool?

10.4 Anamneză actuală (specială)

70. Aţi avut un atac de cord?

71. Aţi avut o transpiraţie abundentă?

72. Aveţi un sentiment interior de frică?

73. Aţi avut sentimentul unei „frici de moarte“ sau nu a fost chiar aşa de rău?

74. Aveţi des o senzaţie de strîngere de inimă?

75. Vi se taie repede respiraţia?

76. Suferiţi de insuficienţă respiratorie

    1. în posiţie de repaus
    2. în timpul mersului
    3. la urcatul scărilor sau cînd supuneţi corpul unui efort mai mare
    4. noaptea după cîteva ore de somn; această stare se ameliorează dacă vă aşezaţi?

77. Aţi avut în ultimul timp gambele umflate?

78. De cînd aveţi gambele umflate? Arătaţi un număr de degete care să indice numărul de luni!

79. Gambele sînt numai seara ceva mai umflate?

80. Trebui să urinaţi noaptea! Cît de des? Arătaţi un număr corespunzător de degete!

81. Pulsul dv. este cîteodată

    1. prea repede (peste 120 de bătăi pe minut)
    2. prea încet (sub 35 de bătăi pe minut)?

82. Simiţiţi că inima dv. bate cîteodată neregulat?

83. Aţi suferit vreodată de o boală de inimă? Dacă da, ce fel de boală?

    1. cardită
    2. infarct cardiac
    3. vreo leziune valvulară cariacă vă este cunoscută?

84. Tensiunea dv. este

    1. joasă
    2. mărită?

85. Aveţi diaree? De cîte ori pe zi?

86. Aveţi altfel un scaun regulat?

87. Scaunul dv. este

    1. de formă normală
    2. foarte tare
    3. ca un păsat subţire
    4. ca apa?

88. Aţi mîncat ceva care să fi putut provoca aceste simptome de boală?

    1. conserve
    2. peşte
    3. carne veche sau salam vechi
    4. ciuperci
    5. aţi băut o cantitate mai marce de alcool?

89. Depind durerile respective de luarea mesei? Dacă da, atunci ele apar

    1. imediat după luarea mesei
    2. abia după un timp oarecare de la luarea mesei?

90. Aveţi dureri cînd vă este foame?

91. Aveţi cîteodată un rîgîit cu gust acru?

92. Aveţi des balonări?

93. Ies regulat gaze intestinale?

94. Aţi vomat? De cîte ori?

95. Ceea ce aţi vomat era de culoare nagră?

96. Aveţi vreo aversiune faţă de anumite mîncăruri?

    1. carne grasă
    2. mazăre, varză?

97. Cînd aţi avut ultimul scaun? Arătaţi un număr de degete care să indice numărul de ore!

98. Care a fost culoarea de la ultimul scaun?

    1. normală
    2. normal brună cu vine roșiatice
    3. normalbrună cu secreţie mucoasă
    4. neagră
    5. alburie-cenușie

99. A crescut în ultimul timp volumul burţii dv.?

100. Aţi avut vreodată ulcer stomacal?

101. Vă este cunoscut dacă aveţi

    1. pietre la bășica fierii
    2. pietre la rinichi?

102. Aţi avut în ultimul timp

    1. colică bilară
    2. colică renală?

103. De cînd are pielea dv. această culoare gălbuie? Arătaţi un număr de degete care să indice numărul de zile!

104. Aveţi tuse?

105. Aveţi dureri cînd tuşiţi?

106. Aveţi dureri cînd respiraţi?

107. Trebuie să scuipaţi des? Dacă da, cum arată flegma?

    1. alburie-cenuşie
    2. galben-verzuie
    3. cenuşie cu urme roşiatice
    4. de un roşu deschis – spumoasă
    5. de un roşu inchis

108. Cînd aţi urinat ultima dată? Arătaţi un număr de degete care să indice numărul de ore!

109. In timpul urinării trebuie să aşteptaţi un timp oarecare pînă cînd vine urina?

110. Ce culoare are urina dv.?

    1. deschisă
    2. galben închis
    3. roşiatică
    4. brună ca Berea

111. Aveţi dureri sau usturimi în timpul urinării?

112. Trebuie să urinaţi mai des decît de obicei, eliminînd de fiecare dată numai puţină urină?

113. Tatăl, mama, fraţii sau surorile dv. suferă de diabet (Diabetes mellitus)?

114. Aţi avut în ultimul timp o senzaţie de sete intensă?

115. Urmaţi un tratament împotriva diabetului cu

    1. injecţii cu insulină
    2. tablete
    3. numai prin regim alimentar?

116. După ultima injecţie cu insulină aţi mîncat în mod normal?

117. Durerea de la picior s-a manifestat

    1. brusc, fulgerător
    2. treptat?

118. Durerile se ameliorează dacă lăsaţi piciorul să atîrne în jos?

119. Gîtul a devenit în ultimul an mai voluminos?

120. Aţi căzut?

121. Incercaţi, vă rog, să reconstituiţi situaţia în care v-aţi accidentat!

122. Vă aduceţi aminte de toate amănuntele (modul accidentării)?

123. V-aţi pierdut cunoştinţa?

124. V-aţi tăiat?

125. V-aţi strivit ceva?

126. V-a bătut cineva?

127. Aţi primit o lovitură în stomac?

128. Aţi avut un accident de circulaţie?

129. In ce calitate aţi participat la acest accident? Ca

   1. pieton
   2. biciclist
   3. motociclist
   4. şofer?

130. In ceea ce priveşte celelalte persoane implicate în accident este vorba despre

   1. pietoni
   2. biciclişti
   3. motociclişti
   4. şoferi
   5. tramvai
   6. tren?

131. Aţi pierdut sînge mult?

132. Vă arătăm aici un vas. Aţi pierdut mai mult sînge decîtintră aici?

133. Aţi fost muşcat de un animal?

   1. cîine
   2. pisică
   3. şarpe
   4. vulpe sau bursuc
   5. alt animal

134. V-aţi ars sau v-aţi opărit cu ceva?

135. Este posibil ca membrul respectiv să fi degerat?

136. Aţi suferit în ultima săptămînă vreo leziune (ocricît de mică ar fi fost ea)?

137. Sînteţi vaccinat împotriva tetanosului?

138. Puteţi să ne arătaţi un certificat pentru această vaccinare?

139. Aţi primit vreodată injecţii cu ser animal?

   1. de la cal
   2. de la vite
   3. de la berbec
   4. de la alt animal

140. Durerea aceasta a intervenit brusc în timpul efectuării uneu mişcări neobişnuite a corpului sau în timpul ridicării unei greutăţi?

141. Vă curge mai des sînge din nas?

142. Vă supurează urechea?

143. Deranjamentul auzului a survenit în mod brusc? Dacă da, arătaţi, vă rog, la care ureche!

144. Aţi constatat o lăcrimare sporită?

145. Aveţi sentimentul că vă apasă ceva pe ochi?

146. Indicaţi cifrele scrise de mine ridicînd un număr corespunzător de degete!

147. V-a intrat ceva în ochi? Este vorba de

   1. un acid
   2. o leşie
   3. un lichid necunoscut?

148. Aţi avut deranjamente vizuale (o perdea în faţa ochilor)?

149. Puteţi distinge clar această scriere?

150. Vedeţi totul dublu?

151. V-a înţepat o insectă?

152. Aţi avut în ultimele zile contact cu vreun fel de materiale noi?

    1. medicamente
    2. flori (de ex. ciuboţia-cucului)
    3. ceai de plante medicinale, lichior de ierburi aromatice
    4. substanţe legate de mediul profesional (uleiuri, grăsimi, solvenţi, coloranţi sau altele)

153. Cînd aţi avut ultimul contact sexual?

154. Ce aţi observat la început?

    1. dureri în timpul urinării
    2. scurgere prin canalul urinar
    3. formarea unui abces
    4. dureri în reginuea inghinală

155. Cînd aţi fost la ultimul control ginecologic?

156. Aveţi scurgere din vagin?

157. Aveţi o menstruaţie regulată? Scrieţi vă rog

    1. din cîte în cîte zile
    2. cîte zile durează!

158. Aveţi întotdeauna o scurgere de sînge deosebit de puternică în timpul menstruaţiei?

159. In ce zi a început ultima dv. menstruaţie?

160. Luaţi pilule anticoncepţionale?

161. Există posibilitatea ca să fiţi gravidă?

162. Sînteţi gravidă?

163. In ce lună de graviditate sînteţi?

164. La ce dată urmează să aibă loc naşterea?

165. De cînd simţiţi că se mişcă copilul?

166. Aţi observat dacă în ultimul timp burta s-a deplasat ceva în jos? Cînd a avut loc acest lucru?

167. De cînd vă curge sînge?

168. Doriţi neapărat să păstraţi sarcina?

169. Cîţi copii aveţi deja?

170. Cîte avorturi aţi avut deja?

171. Naşterile de pînă acum au decurs fără complicaţii?

172. Aţi avut la vreo naştere anterioară
    1. dureri foarte slabe
    2. cezariană (naştere operativă)
    3. ajutor instrumental (cleşti, extractor cu vid)
    4. ruptură a perineului
    5. hemoragie ulterioară
173. Cunoaşteţi grupa sangvină a tatălui copilului dv.?
174. Aţi avut în ultima săptămînă de sarcină
    1. emoragie
    2. dureri de cap
    3. deranjamente vizuale (licărire înaintea ochilor)
    4. tensiune mărită
    5. picioarele umflate
    6. îngălbenire a pielii?
175. De cînd aveţi dureri regulate?
176. Din cîte în cîte minute vin acum durerile?
177. A ieşit deja lichid amniotic?
178. Simţiţi mişcările copilului dv.?
179. Cînd vă facem noi semn, inspiraţi adînc şi opintiţi-vă!
180. Copilul dv. se simte bine.
181. Aţi fost curentat cu curent electrie?
182. Aţi stat un timp mai îndelungat la soare?
183. Aţi băut din greşeală vreun lichid necunoscut?
184. Stiţi cumva dacă în cazul acestui lichid este vorba de
    1. un acid
    2. o leşie
    3. chimicale pentru menaj?
185. Aţi luat o cantitate mai mare de medicamente?
186. Aţi luat
    1. somnifere sau calmante
    2. medicamente de calmare a durerilor
    3. medicamente pentru inimă
    4. alt fel de medicamente?
187. Aţi vrut să puneţi capăt vieţii dv.?

10.5 Anamneză proprie

188. Dacă suferiţi de una din bolile de mai jos, arătaţi, vă rog, un număr de degete care să corespundă cu cifra care stă în dreptul bolii respective.
Dacă aţi suferit de una din aceste boli mai demult, scrieţi, vă rog, în ce an a fost asta!

1. tuberculoză pulmonară
2. astmă bronhială
3. bronşită cronică
4. ulcer stomaca sau duodenal
5. îmbonăvire a vezicii biliare
6. îmbolnăvire a pancreasului
7. diabet (Diabetes mellitus)
8. tromboză
9. embolie
10. predispoziţie spre hemoragie

189. Mai urmează cîteva boli:

1. glaucom
2. boală de inimă
3. deranjamente în irigaţia sangvină a creierului
4. epilepsie sau alte boli spasmodice
5. alergie
6. îmbolnăvire a glandei tiroide
7. febră reumatică
8. fractură osoasă (arătati unde!)
9. boală venerică
10. tumoare (arătaţi unde!)

190. Puteţi cumva să scrieţi denumirea pe care o dau medicii din tara dv. acestei boli?

191. Aţi fost operat vreodată? La ce organ?

1. apendice
2. inimă
3. plămîn
4. stomac
5. vezica biliară
6. rinichi
7. intestine
8. uter
9. over
10. vezica urinară sau prostată

192. Stiţi dacă în timpul unei alte operaţii vi s-a scos şi apendicele?

193. Ce fel de boală venerică aţi avut deja?

1. blenoragie (gonoree)
2. sifilis (lues)
3. alte boli venerice

194. Suferă cineva dintre rudele dv. de sînge de astmă bronchială sau de o boală alergică?

10.6 Consult

195. Vreau să vă consult acum.

196. Deschideţi gura!

197. Dezbrăcaţi tot de pe partea superioară a corpului!

198. Ridicaţi în sus îmbrăcămintea care acoperă burta!

199. Deschideţi mult ambii ochi!

200. Inspiraţi şi expiraţi cu gura deschişa!

201. Inspiraţi şi ţineţi-vă respiraţia!
202. Lăsaţi lejer de tot!
203. Vă palpez acum burta. Spuneţi, vă rog, cînd vă doare!
204. Vă doare dînd ciocănesc aici?
205. Incercaţi, vă rog, vă imitaţi exact mişcările pe care le fac eu!
206. Eu spun acum ceva. Pronunţaţi, vă rog, aceste sunete la invitaţia mea!
207. Vă rog să vă uitaţi permanent la degetul meu!
208. Mergeţi pînă acolo şi veniţi înapoi!
209. Trebuie să vă consult începînd de la anus.
210. Trebuie să vă consult începînd de la vagin.

10.7 Comunicarea unor masuri în vederea stabilirii diagnosticului

211. Pentru a cunoaşte cît mai precis boala dv. vrem să mai facem cîteva analize tehnice şi de laborator.
212. Pentru a putea aprecia mai bine inima dv. vrem să facem o electrocardiogramă.
213. Pentru a putea aprecia mai bine activitatea cerebrală vrem să facem o electroencefalogramă.
214. Vrem să măsurăm temperatura corpului dv.
215. Vrem să vă măsurăm tensiunea.
216. Vrem să facem o radiografie.
217. Vrem să luăm pentru analiză putin sînge din lobul urechii dv.
218. Vrem să luăm pentru analiză puţin sînge din vena braţului dv.
219. Vrem să analizăm urina dv. Urinaţi, vă rog, în acest borcan.
220. Vrem să analizăm urina dv. şi din această cauză trebuie să vă introducem pe canalul urinar acest cateter.
221. Trebui să facem un frotiu.
222. Vrem să măsurăm presiunea ochilor dv. Deschideţi, vă rog, ambii ochi mult şi priviţi la acest obiect!
223. Trebuie să vă analizăm scaunul. Puneţi, vă rog, o porţie mică din următorul dv. scaun în acest tub!
224. Trebuie să vă analizăm flegma. Tuşiţi, vă rog, şi introduceţi flegma în acest vas!

10.8 Comunicare privind un diagnostic în acceptie largă

225. Este vorba de o

1. fractură osoasă
2. leziune de os
3. luxaţie
4. contuzie
5. entorsă

226. Aveţi o comoţie cerebrală.

227. Este vorba de o inflamaţie.

228. Este vorba de un abces.

229. Este vorba de o boală infecţioasă.

230. Este vorba de o boală internă. Următorul organ este afectat de boală:

1. inima
2. plămînul
3. stomacul
4. intestinele
5. fierea
6. ficatul
7. pancreasul
8. rinichii/vezica
9. organe genitale interne

231. Este vorba de o îmbolnăvire acută în zona stomacului.

232. Aveţi o infecţie provocată de răceală.

233. Sînteţi gravidă. Probabil în luna a ...

234. O să vă însănătoşiţi repede.

10.9 Cumunicare privind măsuri terapeutice şi tratamentul ulterior

235. Trebuie să vă internez într-un spital.

236. Aş vrea să vă internez într-un spital pentru a fi ţinut sub observaţie.

237. Vă trimit la un medic de specialitate.

238. Veţi fi transportat cu o maşină sanitară.

239. Trebui să staţi neapărat la pat.

240. Nu trebuie să staţi culcat în pat, ci puteţi

1. stat în fotolui
2. merge prin cameră
3. părăsi locuinţa.

241. Trebui să vă operăm. Vă daţi consimţămîntul?

242. Trebui să facem un avort.

243. Vă facem o narcoză de scurtă durată.

244. Cînd aţi mîncat sau aţi băut ultima dată? Scrieţi, vă rog, ora.

245. Luaţi, vă rog, de la farmacie acest medicament! Este vorba de

1. picături
2. tablete
3. drajeuri (se înghit întregi)
4. pilule (se înghit întregi)
5. sirop
6. alifie

246. Trebuie să luaţi medicamentul. aşa cum am scris eu pe acest bileţel.

247. Trebui să vă ungeţi cu alifie de … ori pe zi.

248. Eu v-am prescris picături. Picuraţi vă rog, de … ori pe zi cîte … picături în

1. ochi
2. ureche
3. nas

249. Un timp trebuie să ţineţi regim şi aveţi voie sămîncaţi sau să bţi numai

1. ceai (muşeţel sau mentă)
2. pesmeţi
3. supă de făină
4. pîine prăjită
5. vă dau eu o listă cu indicaţii.

250. Vă rog ca în următoarele … ore să nu mîncaţi şi să nu beţi nimic.

251. Trebuie să facem o spălătură stomacală.

252. Trebuie să vă introducem un cateter pe canalul urinar.

253. Trebuie să facem o incizie pentru a da puroiului posibilitatea să se scurgă.

254. Vă facem acum o anestezie locală.

255. Vă punem acum un bandaj.

256. Vă punem acum un bandaj de ghips.

257. Noi am cusut rana. Firele trebuise îndepărtate pe data de …

258. Pansamentul trebuie schimbat pe data de …

259. Nu aveţi voie să vorbiţi absolut de loc, nici măcar în şoaptă.

260. Vă facem acum o injecţie contra durerilor.

261. Trebuie să vă imunizăm

1. contra tetanosului
2. contra turbării
3. contra …

262. Faceţi-ne imediat un semn cînd simţiţi vreo modificare (de exemplu bătăi rapide ale inimii, furnicături în braţe, senzaţie de fierbinţeală, nelinişte etc.).

263. Sînteţi contagios.

264. Nu aveţi voi să aveţi nici un contact sexual.
Nu aveţi voie să consumaţi alcool.
Toate persoanele, care au avut contact sexual cu dv., trebuiesc tratate.

265. Pe data de … trebuie să veniţi iarăşi la mine.

266. Pe data de … trebuie să mergeţi să consultaţi un medic din ţara dv.

   1. internist
   2. chirurg
   3. ginecolog
   4. medic de copii
   5. dermatolog
   6. medic oculist
   7. medic O.R.L.-ist
   8. neurolog
   9. psihiatru
   10. dentist

267. Vă dau o scrisoare pentru medicul dv.

268. Incepînd de la data de … puteţi pleca fără griji în ţara dv. cu

   1. trenul
   2. automobilul
   3. avionul.

269. Puteţi să plecaţi acum.

270. Doriţi să vă comandăm un taxi?

271. Aşteptaţi, vă rog, veţi fi transportat acasă cu o maşină sanitară.

Italienisch – Italiano

G. Hoyer, U. Hoyer, *Ärztlicher Dolmetscher*,
DOI 10.1007/978-3-662-48739-6_11,

11.1 Generalità e aiuti per capirsi

1. Lei si trova qui in un ambulatorio medico. Prima di tutto le farò alcune domande, poi la visito.
2. Per favore, risponda alle domande con si (= abbassando la testa) o no (= scuotendo la testa).
3. Per favore, scriva la risposta su questo foglio.
4. Ci sono molte possibilità di rispondere a questa domanda; per ognuna die queste possibilità c'è un numero. Faccia con le dita il numero che corrisponde alla risposta che lei vuol dare.
5. Tutte queste domande valgono, prese nel senso giusto, per il suo bambino malato.
6. Prego, stia tranquillo. Noi le aiuteremo.
7. Faccia vedere, per favore, dove.
8. Quante volte al giorno ha osservato questo? Mostri per favore con le dita il numero delle volte.
9. Quando è accaduto questo? Scriva per favore la data (eventualmente l'anno).
10. Da quanto tempo? Scriva per favore la data (eventualmente l'anno).
11. Ha avuto già in passato i disturbi da lei ora descritti?
12. Lei ha guidato la machina dopo aver bevuto dell'alcool. Devo farle delle domande e prelevarle del sangue per delle analisi.

11.2 Dati personali

13. Come si chiama (cognome, nome)?
14. Da che nazione viene?
15. Quando è nato?
16. Dove abita nel suo Paese?
17. Dove abita nel nostro Paese?
18. Abita qui qualcuno che lei conosce?
19. Qual'è il nome e l'indirizzo del suo parente più prossimo?
20. Desidera che mandiamo un messaggio ai suoi parenti?
21. Desidera che mandiamo un messaggio alla sua ambasciata o consolato a Berlino?
22. Desidera che informiamo qualcuno per telefono della Sua malattia?
23. Scriva per favore il testo del messaggio.
24. Ha un'assicurazione per le malattie?

25. Ci scriva per favore il nome e l'indirizzo della sua Assicurazione Malattie.
26. Quando è arrivato nel nostro Paese?
27. Per quanto tempo rimarrà nella nostra città?
28. Per quanto tempo rimarrà nel nostro Paese?
29. Mi mostri per favore la sua carta d'identità o il suo passaporto.
30. Appartiene al corpo diplomatico?

11.3 Anamnesi prossima (generale)

31. Sie è ammalato improvvisamente?
32. Da quanto tempo è ammalato? Mostri con le dita il numero delle settimane.
33. Ha già avuto in passato questa malattia?
34. Mostri per favore col dito la parte del corpo dove ha sentito i primi disturbi o osservato i primi segni della malattia.
35. Negli ultimi tempi è stato in altri Paesi? In caso affermativo, scriva per favore la data e il Paese.
36. Prende regolarmente delle medicine?
37. Ci può mostrare queste medicine?
38. È in continua cura medica? In caso affermativo, perche?
    1. Cuore
    2. Polmoni
    3. Stomaco/Intestino
    4. Fegato/Colecisti
    5. Reni e Vescica
    6. Organi genitali e dell' addome basso
    7. Occhi
    8. Orecchi, naso, gola
    9. Pelle
    10. Nervi/Psiche
39. Ha avuto febbre? Se di si, scriva per favore quale è stata la temperatura più alta e quando è stato.
40. Si sente abbattuto e stanco?
41. Nelle ultime settimane ha avuto un'infezione accompagnata da febbre?
42. Ha dolori?
43. Mostri col dito il punto dove duole!
44. Come è cominiciato questo dolore?
    1. All'improvviso con piena intensità
    2. Pian piano e con intensità crescente
    3. All'improvviso, crampiforme, di intensità variabile
45. Dove si propagano questi doloriş?
46. Ha spesso mal di testa?

47. Dorme bene?
48. Ha poco appetito?
49. Ha nausea?
50. Ha vertigini?
51. Le gira continuamente la testa?
52. Sente dei rumori o dei fischi negli orecchi?
53. Ha avuto a volte degli svenimenti?
54. Ha prurito sulla pelle?
55. Negli ultimi tempi è stato spesso eccitato o facilmente eccitabile?
56. Ha avuto degli stati di eccitazione? Ci sono stati dei conflitti sul lavoro o in famiglia?
57. Ha già avuto in passato un esaurimento nervoso?
58. È dimagrito negli ultimi tempi?
    Scriva per favore:
    1. di quanti chili?
    2. in quanto tempo?
59. Ha avuto alle volte delle reazioni allergiche in passato?
60. È allergico verso qualcosa?
    1. Medicine
    2. Sapone o cosmetici
    3. Certe piante (per es. le primule)
    4. Certi cibi (per es. il pesce)
61. In primavera o in estate ha raffreddore da fieno?
62. Ha avuto a volte degli attacchi epilettici in passato?
63. Conosce il suo gruppo sanguigno?
64. Quali malattie infettive ha già avuto il suo bambino?
    1. Morbillo
    2. Scarlattina
    3. Orecchioni
    4. Rosolia
    5. Difterite
    6. Vaiolo
    7. Varicella
65. Contro quali malattie è stato vaccinato il suo bambino?
    1. Tetano
    2. Pertosse
    3. Difterite
    4. Vaiolo
    5. Morbillo
    6. Tubercolosi
    7. Paralisi infantile (poliomielite)
    8. Febbre gialla
    9. Altre malattie
66. Quante ore fa che ha bevuto l'ultima volta dell'alcool?

67. Che cosa ha bevuto?
    1. Birra
    2. Vino o Champagne
    3. Altre bevande alcooliche
68. Mostri con le dita, quanti bicchieri ha bevuto.
69. Ha mangiato
    1. prima
    2. quando
    3. dopo aver bevuto dell' alcool?

11.4 Anamnesi prossima (speciale)

70. Ha avuto un attacco cariaco?
71. Ha sudato?
72. Ha un senso di paura?
73. Ha avuto l'impressione di morire o non è stato cosî grave?
74. Ha spesso un senso di oppressione nel torace?
75. Dopo piccoli sforzi, ha sùbito un respiro frequente?
76. Ha difficoltà a respirare (dispnea):
    1. a riposo
    2. camminando
    3. se sale le scale o fa degli sforzi fisici più grandi
    4. di notte dopo alcune ore di sonno, migliora questo stato se lei si mette a sedere?
77. Negli ultimi tempi ha avuto le gambe gonfie?
78. Da quando ha le gambe gonfie? Mostri con le dita il numero dei mesi.
79. Le gambe sono più gonfie solo alla sera?
80. Deve urinare la notte? Quante volte? Mostri il numero con le dita, per favore.
81. Il suo polso è alle volte:
    1. troppo frequente (più di 120 battiti al minuto)?
    2. troppo lento (meno die 35 battiti al minuto)?
82. Ha l'impressione che alle volte il suo cuore batta in modo irregolare?
83. Ha già avuto una malattia cardiaca? Se di si, quale?
    1. Miocardite (infiammazione cardiaca)
    2. Infarto cardiaco
    3. Vizio cardiaco
84. Mi sa dire se ha:
    1. la pressione bassa?
    2. la pressione alta?

85. Ha a diarrea? Quante volte al giorno?

86. In generale va regolarmente di corpo?

87. Come sono le sue feci:

    1. normali
    2. molto dure
    3. come pappa
    4. come acqua

88. Ha mangiato qualcosa che potrebbe aver causato i suoi disturbi?

    1. Cibi in scatola
    2. Pesce
    3. Carne o insaccati vecchi
    4. Funghi
    5. Ha bevuto molto alcool?

89. I suoi dolori, sono in rapporto con i pasti? Se di si, subentrano:

    1. sùbito dopo il pasto?
    2. qualche tempo dopo?

90. Ha dei dolori quando ha fame?

91. Ha alle volte senso di acidità gastrica?

92. Ha spesso aria nell'intestino?

93. Esce l'aria regolarmente dall'intestino?

94. Ha vomitato? Quante volte?

95. Il vomito è stato di colore scuro o nero?

96. Ha disgusto verso certi cibi?

    1. carne grassa
    2. piselli, cavoli

97. Quando è andato di corpo l'ultima volta? Mostri con le dita il numero delle ore.

98. Di che colore sono state le sue feci l'ultima volta?

    1. normale, marrone
    2. normale, marrone con depositi rossastri
    3. normale, marrone con depositi mucosi
    4. color pece
    5. grigiobiancastre

99. Negli ultimi tempi ha notato un aumento della circonferenza della sua pancia?

100. Ha avuto un'ulcera gastrica in passato?

101. Sa se ha:

    1. calcoli nel fegato?
    2. calcoli renali?

102. Negli ultimi tempi ha avuto una

    1. colica di fegato?
    2. colica renale?

103. Da quanto tempo la sua pelle è diventata gialla? Mostri con le dita il numero dei giorni.

104. Ha la tosse?

105. Ha dolori quando tossice?

106. Si sente male respirando?

107. Ha catarro? Se di si, che aspetto ha?

    1. grigiobiancastro
    2. gialloverde
    3. grigio con del materiale rossastro
    4. rosso chiaro schiumoso
    5. rosso scuro

108. Quando ha urinato l'ultima volta? Mostri con le dita il numero delle ore.

109. Quando urina, deve aspettare un certo tempo prima che l'urina esca?

110. Di che colore è la sua urina?

    1. chiaro
    2. giallo scuro
    3. rossastro
    4. color birra

111. Quando urina, ha dei dolori o bruciori?

112. Deve urinare più spesso del solito, e esce l'urina ogni volta solo in piccole quantità?

113. C'è qualcuno nella sua famiglia: padre, madre, fratelli o sorelle, he è ammalato die diabete?

114. Negli ultimi tempi ha avuto più sete del solito?

115. Come cura il suo diabete? Con:

    1. Iniezioni di insulina?
    2. Pasticche?
    3. Solo con la dieta?

116. Dopo l'ultima iniezione di insulina ha mangiato normalmente?

117. Il dolore alla gamba è subentrato:

    1. all'improvviso, di colpo?
    2. a poco a poco?

118. Si alleviano i dolori se fa ciondolare la gamba in basso?

119. Si è ingrossata la gola nell'ultimo anno?

120. È caduto?

121. Per favore, cerchi di descrivere come è accaduto l'incidente!

122. Si ricorda esattamente di tutti i dettagli di come è accaduto l'incidente?

123. Ha perso la conoscenza?

124. Si è tagliato?

125. Si è schiacciato una parte del corpo?

126. È stato picchiato?

127. Ha ricevuto un colpo nella pancia?

128. Ha avuto un incidente stradale?

129. È stato coinvolto in questo incidente come:

    1. Pedone?
    2. Ciclista?
    3. Motociclista?
    4. Automobilista?

130. Chi sono gli altri coinvolti nell'incidente:

    1. Pedoni?
    2. Ciclisti?
    3. Motociclisti?
    4. Automobilisti?
    5. Tram?
    6. Treno?

131. Ha perso molto sangue?

132. Qui le mostriamo un recipiente. La quantità di sangue perduto è stata più grande di quanto questo recipiente può contenere?

133. È stato morso da una bestia?

    1. Cane
    2. Gatto
    3. Serpe
    4. Volpe o tasso
    5. Altra bestia

134. Si è ustionato con fuoco o con liquidi bollenti?

135. È possibile che l'arto malato sia rimasto congelato?

136. Si è ferito nel corso dell'ultima settimana (anche una ferita molto piccola)?

137. È vaccinato contro il tetano?

138. Può farmi vedere uncertificato di questa vaccinazione?

139. Ha avuto già delle iniezioni di siero animale in passato?

    1. di cavallo
    2. di bue
    3. die agnello
    4. die altro animale

140. Questo dolore è cominciato in seguito di uno sforzo fisico straordinario o all'improvviso, sollevando un peso?

141. Le sanguina spesso il naso?

142. Ha notato una fuoruscita di liquido dall'orecchio?

143. Ha avuto all'improvviso disturbi dell'udito? Se di si, mostri per favore l'orecchio malato!

144. Ha notato un aumento della lacrimazione?

145. Ha un senso di pressione negli occhi?

146. Mi mostri, alzando il numero di dita corrispondente, i numeri che io scrivo.

147. Le è spruzzato qualcosa nell'occhio? È stato:

    1. un acido?
    2. una sostanza alcalina?
    3. un liquido sconosciuto?

148. Ha avuto disturbi della vista? (un velo davanti agli occhi)?

149. Può riconoscere chiaramente questo scritto?

150. Vede tutto doppio?

151. È stato punto da un insetto?

152. È venuto negli ultimi giorni in contatto con quache sostanza di tipo nuovo?

    1. Medicinali?
    2. Fiori (per es. primole)?
    3. Tè di erbe o liquori de erbe?
    4. Materiali da lavoro (olii, grassi, solventi, coloranti ecc.)?

153. Quando ha avuto gli ultimi rapporti sessuali?

154. Quali disturbi sono subentrati per primi?

    1. dolori durante l'urinazione?
    2. fuoruscita di liquido dall'uretra?
    3. ulcerazioni?
    4. dolori all'inguine?

155. Quando le è stata fatta l'ultima visita ginecologica?

156. Ha fuoruscita di liquido dalla vagina?

157. Le sue mestruazioni sono regolari? Scriva, per favore,

    1. quanti giorni trascorrono da una mestruazione all'altra?
    2. quanti giorni dura?

158. L'emorragia mestruale è sempre molto abbondante?

159. Che giorno è cominciata la sua ultima mestruazione?

160. Prende la pillola anti-baby?

161. È possibile che sia in stato di gravidanza?

162. È in stato di gravidanza?

163. In che mese?

164. Per quando è prevedibile il parto?

165. Da quando ha notato che il bambino si muove?

166. Ha notato che negli ultimi tempi la pancia le si è un pò abbassata? Da quanto tempo?

167. Da quanto tempo sanguina?

168. Desidera portare a termine la gravidanza in ogni caso?

169. Quanti figli ha?

170. Quanti aborti ha avuto?

171. I parti precedenti si sono svolti senza complicazioni?

172. Ha avuto in parti precedenti:

    1. doglie molto deboli?
    2. il taglio cesareo (parto con operazione)?
    3. interventi con degli strumenti (forcipe, estrattore a vacuo)?
    4. una rottura perineale?
    5. emorragie dopo il parto?

173. Con osce il gruppo sanguigno padre del suo bambino?

174. Nell'ultima settimana die gravidanza ha avuto:

    1. emorragie?
    2. mal di testa?
    3. disturbi della vista (tremolio)?
    4. pressione alta?
    5. gambe ingrossate?
    6. colorazione giallastra della pelle?

175. Da quando sono iniziate le doglie regolari?

176. Ogni quanti minuti ha delle doglie?

177. Si sono già aperte le acque?

178. Sente che il suo bambino si muove?

179. Quando le facciamo cenno, respiri profondamente e faccia pressione.

180. Il suo bambino sta bene.

181. Ha ricevuto una scossa elettrica?

182. È stato molto tempo al sole?

183. Ha bevuto per errore un liquido sconosciuto?

184. Sa se questo liquido è un

    1. acido?
    2. liquido alcalino?
    3. prodotto chimico per uso casalingo?

185. Ha preso una notevole quantità di medicinali?

186. Ha preso:

    1. Ipnotici e tranquillanti?
    2. Analgetici?
    3. Medicine per il cuore?
    4. Altri medicinali?

187. Voleva mettere fine alla propria vita?

11.5 Anamnesi remota

188. Se lei ha ora una delle seguenti malattie, mostri per favore tante dita quante corrispondono al numero con il quale la malattia è contrassegnata.
Se lei ha avuto una di queste malattie in passato, allora scriva anche l'anno in cui l'ha avuta.

    1. Tubercolosi polmonare
    2. Asma bronchiale
    3. Bronchite cronica
    4. Ulcera gastrica o duodenale
    5. Malattie della colecisti
    6. Malattie del pancreas
    7. Diabete
    8. Trombosi
    9. Embolia
    10. Tendenza alle emorragie

189. Seguono ancora alcune malattie:

    1. Glaucoma
    2. Malattie del cuore
    3. Disturbi della circolazione cerebrale
    4. Epilessia o altre malattie accompagnate da crampi
    5. Allergia
    6. Malattie della tiroide
    7. Febbre reumatica
    8. Frattura ossea (mostri dove)
    9. Malattia venerea
    10. Tumore (mostri dove)

190. Forse può scrivere come viene chiamata la malattia dai medici del suo Paese?

191. È già stata operata? A quale organo?

    1. Appendice
    2. Cuore
    3. Polmone
    4. Stomaco
    5. Colecisti
    6. Rene
    7. Intestino
    8. Utero
    9. Ovaio
    10. Vescica o prostata

192. Sa se surante un'altra operazione le è stata tolta anche l'appendice?

193. Quale malattia venerea ha avuto?

    1. Scolo (Gonorrea)
    2. Sifilide (Lue)
    3. Altra malattia venerea

194. Qualche suo parente è ammalato di asma bronchiale o di una malattia allergica?

11.6 Visita medica

195. Ora vorrei farle la visita.

196. Per favore, apra la bocca.

197. Per favore, denudi il torace.

198. Per favore, denudi l'addome.

199. Per favore, spalanchi bene gli occhi.

200. Per favore, inspiri ed espiri profondamente a bocca aperta.

201. Per favore, trattenga il respiro.

202. Rilasci per favore.

203. Ora le tasto la pancia. Dica per favore se la fa dolore.

204. Le fa male se batto qui?

205. Cerchi per favore di rifare esattamente i miei movimenti.

206. Ora le farò dei suoni o le dirò delle parole. Cerchi per favore di ripeterli.

207. Per favore, guardi sempre il mio dito.

208. Per favore, cammini fino là e torni indietro.

209. Le devo visitare per via rettale.

210. Le devo visitare per via vaginale.

11.7 Spiegazioni sul programma diagnostico

211. Per chiarire più esattamente di che malattia si tratta, le vogliamo fare ancora alcune analisi tecniche e di laboratorio.

212. Per capire meglio lo stato del suo cuore, le facciamo un elettrocardiogramma.

213. Per capire meglio come funziona il suo cervello, le facciamo un elettroencefalogramma.

214. Le vogliamo misurare la temperatura.

215. Le vogliamo misurare la pressione.

216. Le vogliamo fare una radiografia.

217. Vogliamo prelevare un pò di sangue dal suo orecchio per fare un'analisi.

218. Vogliamo prelevare un pò di sangue dalla vena del braccio per fare un'analisi.

219. Le vogliamo fare un'analisi dell'urina. Urini per favore in questo recipiente.

220. Le vogliamo fare un'analisi dell'urina. Perciò dobbiamo introdurle un catetere.

221. Dobbiamo fare uno striscio.

222. Vogliamo misurare la sua pressione oculare. Per favore, apra bene gli occhi e guardi questo oggetto.

223. È necessario farle l'analisi delle feci. Metta per favore una piccola parte delle sue prossime feci in questo tubetto.

224. È necessario fare l'analisi del suo catarro. Perciò sputi per favore il suo catarro in questo recipiente.

11.8 Spiegazioni sulla diagnosi a cui ci si orienta

225. Si tratta di

    1. una frattura
    2. una contusione
    3. una slogatura
    4. uno spappolamento
    5. uno stiramento

226. Lei ha una commozione cerebrale.

227. Si tratta di una infiammazione.

228. Si tratta di un ascesso.

229. Si tratta di una malattia infettiva.

230. Si tratta di una malattia interna. L'organo malato è

    1. Il cuore
    2. Il polmone
    3. Lo stomaco
    4. L'intestino
    5. la colecisti
    6. Il fegato
    7. Il pancreas
    8. Il rene/la Vescica
    9. Gli ørgani genitali interni

231. Si tratta di una malattia acuta nell'addome.

232. Lei ha un raffreddore.

233. Lei è gravida, probabilmente nel … mese.

234. Lei guarirà presto.

11.9 Spiegazioni sulla terapia e sull'ulteriore cura

235. La devo mandare in un ospedale.

236. Vorrei mandarla in un ospedale per un periodo di osservazione.

237. La mando da uno specialista.

238. Lei verrà trasportato con un'autoambulanza.

239. Lei deve rimanere a letto.

240. Non è necessario che lei rimanga a letto; lei può

    1. sedersi in poltrona
    2. camminare nella stanza
    3. uscire di casa

241. Lei deve essere operato. È d'accordo?

242. Le dobbiamo fare un raschiamento.

243. Le facciamo una narcosi di breve durata.

244. Quando ha mangiato o bevuto l'ultima volta? Scriva per favore l'ora.

245. Vada per favore a prendere questa medicina in farmacia. Si tratta di

    1. gocce
    2. pastiglie
    3. compresse (da ingoiarsi)
    4. capsule (da ingoiarsi)
    5. sciroppo
    6. pomata

246. Deve prendere questa medicina, come le ho scritto su questo foglio.

247. Deve spalmare la pomata … volte al giorno.

248. Le ho prescritto delle gocce. Metta per favore … gocce … volte al giorno

    1. nell' occhio
    2. nell' orecchio
    3. nelle narici

249. In un primo tempo deve stare a dieta, e le è permesso di mangiare o bere soltanto:

    1. tè
    2. fette biscottate
    3. minestra di farina
    4. pane tostato
    5. le rilascio una prescrizione

250. Per favore, non mangi nè beva, nelle prossime … ore.

251. Le dobbiamo fare una lavanda gastrica.

252. Le dobbiamo mettere un catetere.

253. Le dobbiamo fare un'incisione, affinchè il pus possa uscire fuori.

254. Le facciamo un'anestesia locale.

255. Le facciamo una fasciatura.

256. Le facciamo un'ingessatura.

257. Le abbiamo cucito la ferita. I fili devono essere tolti il giorno …

258. La fasciatura deve essere cambiata il giorno …

259. Non le è permesso di dire una parola, neppure di sussurrare.

260. Ora le facciamo un'iniezione contro i dolori.

261. Lei deve essere vaccinato contro

    1. il tetano
    2. la rabbia
    3. il o la …

262. Per favore, faccia sùbito un cenno, se sente subentrare qualche cambiamento (per esempio palpitazione cardiaca, formicolio alle braccia, caldana, agitazione ecc.)

263. Lei è contagioso.

264. Lei non può avere rapporti sessuali.
    Lei non può bere alcool.
    Bisogna che siano curate tutte le persone con cui lei ha avuto rapporti sessuali.

265. Lei deve ritornare da me il giorno …

266. Quando sarà ritornato nel suo Paese, vada per favore da un

    1. Internista
    2. Chirurgo
    3. Ginecologo
    4. Pediatra
    5. Specialista per le malattie della pelle
    6. Oculista
    7. Otorinolaringoiatra
    8. Neurologo
    9. Psichiatra
    10. Dentista

267. Le dò una lettera per il suo medico.

268. Lei può tornare tranquillamente nel suo Paese a partire dal giorno … in

    1. treno
    2. auto
    3. areo

269. Adesso può andare.

270. Desidera che le chiamiamo un taxi?

271. Aspetti per favore, verrà portato a casa da un'autoambulanza.

Schwedisch – Svenska

G. Hoyer, U. Hoyer, *Ärztlicher Dolmetscher*,
DOI 10.1007/978-3-662-48739-6_12,

12.1 Allmän upplysningshjälp

1. Ni befinner er på en läkarmottagning. Jag kommer först att ställa ett par frågor till er och sedan undersöker jag er.
2. Var vänlig att besvara frågorna med ja genom att nicka på huvudet eller med nej genom att skaka på huvudet!
3. Var vänlig och skriv svaren på detta papper!
4. För denna fråga finns det flera möjligheter till svar och framför varje står det ett nummer. Var vänlig och visa vilket nummer det gäller genom att räcka upp lika många fingrar som numret visar!
5. Alla frågor gäller till innebörden ert sjuka barn.
6. Var vänlig och lugna ner er. Vi skall hjälpa er.
7. Var vänlig och visa var!
8. Hur många gånger om dagen känner ni det. Var vänlig och räck upp lika många fingrar!
9. När hände det? Var vänlig och skriv ner datumet, eventuellt året!
10. Hur länge hat det varat? Var vänlig och skriv ner datumet, eventuellt året!
11. Har ni redan en gång förut haft de sistnämnda sjukdomssymptomen?
12. Ni har kört er bil under alkoholpåverkat tillstånd. Jag måste ställa er ett par frågor och ta ett blodprov.

12.2 Levnadsuppgifter

13. Vad heter ni (efternamn och förnamn)?
14. Från vilket land kommer ni?
15. När är ni född?
16. Var någonstans bor ni i ert hemland?
17. Var någonstans bor ni i vårt land?
18. Finns det någon här som ni känner?
19. Vilka namn och vilken adress har era närmsta anhöriga?
20. Önskar ni att vi sänder ett meddelande till era anhöriga?
21. Önskar ni att vi sänder ett meddelande till er ambassad/ert konsulat i Berlin?
22. Har ni pengar i vår valuta att betala telegrammen med?
23. Var vänlig och skriv ner texten!
24. Är ni medlem i en sjukkassa?

25. Var vänlig och skriv ner beteckningen och adressen på er sjukkassa!
26. När har ni rest in i vårt land?
27. Hur länge kommer ni att stanna i vår stad?
28. Hur länge kommer ni att stanna i vårt land?
29. Var vänlig och visa mig er legitimation/er resepass!
30. Tillhör ni en diplomatisk representation?

12.3 Ställd diagnos (allmän)

31. Har ni helt plötsligt blivit sjuk?
32. Hur länge har ni varit sjuk? Var vänlig och visa hur många veckor det gäller, genom att räcka upp lika många fingrar!
33. Har ni redan tidigare haft en sådan sjukdom?
34. Var vänlig och visa med ett finger på det stället på kroppen där ni för första gången märkte sjukdomen (besväret)!
35. Har ni under sista tiden varit i några andra länder? Om ja, så var vänlig och skriv ner landets namn och datumet när var där!
36. Tar ni regelbundet medicin?
37. Kan ni visa oss denna medicin?
38. Står ni under regelbunden läkarbehandling? I så fall, varför?
    1. hjärta
    2. lungor
    3. mage/tarm
    4. lever/gallblåsa
    5. njurarna och urinblåsan
    6. underlivs- och könsorgan
    7. ögon
    8. hals, näsa, öron
    9. hud
    10. nerv- eller sinnessjukdomar
39. Har ni haft feber? Om ja, så var vänlig och skriv ner hur hög den högsta temperaturen var och när det var!
40. Känner ni er nerslagen och trött?
41. Har ni i de sista veckorna haft en infektion med feber?
42. Har ni ont?
43. Visa med fingret på det stället där det gör ont!
44. Hur uppträdde dessa smärtor?
    1. helt plötsligt med full styrka
    2. långsamt med tilltagande styrka
    3. plötsligt, krampartat med växlande styrka
45. Varthän utstrålar smärtorna?

46. Har ni ofta huvudvärk?

47. Sover ni bra?

48. Har ni brist på aptit?

49. Har ni illamåenden?

50. Har ni anfall av svindel?

51. Har ni en ständig svindelkänsla?

52. Har ni öronsusningar?

53. Har ni någon gång haft svimningsanfall?

54. Kliar er hud?

55. Har ni under sista tiden oftare varit nervös och lättretlig?

56. Har ni haft obehagligheter? Konflikter på arbetet eller med familjen?

57. Har ni redan en gång förut haft ett nervsammanbrott?

58. Har ni under den sista tiden gått ner i vikt?
    Var vänlig och skriv:
    1. med hur många kilogram
    2. under vilken tidrymd?

59. Har ni redan en gång förut haft en allergisk reaktion?

60. Är ni överkänslig för någonting?
    1. medicin
    2. tvål eller kosmetika
    3. särskilda växter t ex primula
    4. särskilda maträtter t ex fisk

61. Har ni hösnuva på våren/sommaren?

62. Har ni någon gång tidigare haft ett epileptiskt anfall?

63. Känner ni till er blodgrupp?

64. Vilka infektionssjukdomar har ert barn haft?
    1. mässlingen
    2. scharlakansfeber
    3. påssjuka
    4. röda hund
    5. difteri
    6. smittkoppor
    7. vattkoppor

65. Vilka sjukdomar är ert barn vaccinerat mot?
    1. stelkramp
    2. kikhosta
    3. difteri
    4. smittkoppor
    5. mässlingen
    6. tuberkulos
    7. barnförlamning (poliomyelitis)
    8. gula febern
    9. andra sjukdomar

66. Hur många timmar sedan är det ni drack den sista alkoholen?

67. Vad har ni druckit?

    1. öl-pilsner
    2. vin eller sekt
    3. snaps

68. Visa med fingrarna hur många glas ni har druckit!

69. Har ni ätit

    1. innan
    2. medan
    3. efter ni har druckit alkohol?

12.4 Ställd diagnos (speciell)

70. Har ni haft hjärtattack?

71. Har ni haft svettningar?

72. Har ni en inre ångestkänsla?

73. Har ni haft dödsångestkänslor eller något som inte varit så farligt?

74. Har ni oftare en beklämmande känsla i bröstet?

75. Kommer ni forti i andöd?

76. Har ni andnöd

    1. när ni vilar
    2. när ni går
    3. när ni går i trappor eller gör en störr kroppslig ansträngelse
    4. efter några timmars sömn? Förbättrar sig ert tilstånd när ni sätter er?

77. Har ni på sista tiden haft svullna underben?

78. Hur länge har ni haft svullna underben? Visa med fingrarna hur många månader!

79. Är era underben tjockare endast på kvällen?

80. Måste ni urinera om natten? Hur ofta? Var vänlig och visa med fingrarna hur ofta!

81. Går er puls någon gång

    1. för fort (mer än 120 slag i minuten)
    2. för sakta (mindre än 35 slag i minuten)?

82. Känner ni någon gång att ert hjärta slår oregelbundet?

83. Har ni redan haft en hjärtsjukdom? I så fall, vilken?

    1. hjärtinflammation
    2. hjärtinfarkt
    3. känner ni till hjärtfelet?

84. Har ni

    1. lågt blodtryck
    2. högt blodtryck?

85. Har ni diaré? Hur ofta om dagen?

86. Har ni vanligtvis en regelbunden avföring?

87. Är er avföring

    1. normal
    2. mycket hård
    3. som tunn välling
    4. som vatten?

88. Har ni ätit någonting som kan vara orsaken till er sjukdom?

    1. konserver
    2. fisk
    3. gammalt kött eller gammal korv
    4. svamp
    5. druckit större mängder alkohol?

89. Kommer smärtorna när ni har ätit? i så fall, kommer de

    1. genast efter måltiden?
    2. först efter en viss tid?

90. Har ni ont när ni är hungrig?

91. Har ni ibland sura uppstötningar?

92. Har ni ofta väderspänningar?

93. Går tarmvindarna regelbundet ut?

94. Har ni kastat upp? Hur ofta?

95. Såg uppkastningarna svarta ut?

96. Är ni särskilt känslig för någon mat?

    1. fett kött
    2. ärtor, kål

97. När var ni sist på toaletten? Visa med fingrarna hur många timmar sedan det var!

98. Hur var färgen på er sista avföring?

    1. normalt brun
    2. normalt brun med rödaktiga avlagringar
    3. normalt brun med slemavlagringar
    4. svart
    5. gråvit

99. Har er buk under den sista tiden tilltagit i omfång?

100. Har ni redan haft magsår?

101. Vet ni om ni har

    1. gallsten
    2. njursten?

102. Har ni under den sista tiden haft

    1. gallstensanfall
    2. njurkolik?

103. Sedan hur många dagar är er hud gulfärgad? Visa så många fingrar som dagar!

104. Har ni hosta?

105. Har ni ont när ni hostar?

106. Har ni ont när ni andas?

107. Har ni upphostningar? I så fall, hur ser det ut?

    1. gråvit
    2. gulgrönt
    3. grått med röda inslag
    4. ljusrött och skummande
    5. mörkrött

108. När urinerade ni sist? Visa med fingrarna hur många timmar sedan det var!

109. Måste ni när ni urinerar vänta en viss tidinnan urinen kommer?

110. Hur är färgen på er urin?

    1. ljus
    2. mörkgul
    3. rödaktig
    4. pilsnerbrun

111. Har ni ont eller bränner det till när ni urinerar?

112. Måste ni urinera oftare, än vanligt varvid det varje gång kommer mycket lite?

113. Lider er far, mor eller syskon av sockersjuka (diabetes mellitus)?

114. Har ni under den sista tiden haft en förstärkt känsla av törst?

115. Behandlar ni er sockersjuka med

    1. insulinsprutor
    2. tabletter
    3. eller endast med diet?

116. Har ni efter er sista insulinspruta ätit normalt?

117. Uppträdde bensmärtorna

    1. helt plötsligt
    2. långsamt?

118. Minskar bensmärtorna när ni låter benen hänga fritt ner?

119. Har halsen blivit tjockare under det sista året?

120. Har ni fallit?

121. Var vänlig och försök att komma ihåg hur olyckan skedde!

122. Kan ni exakt erinra er alla detaljer i olyckan?

123. Var ni medvetslös?

124. Har ni skurit er?

125. Har ni klämt er?

126. Har ni blivit slagen?

127. Har ni fått en stöt i magen?

128. Har ni varit med om en trafikolycka?

129. Var ni i detta olycksfall delaktig som

1. fotgängare
2. cyklist
3. motorcyklist
4. bilist?

130. Den andre/de andra i olyckan delaktiga var det

1. fotgängare
2. cyklist
3. motorcyklist
4. bilist
5. spårvagn
6. tåg?

131. Har ni blött mycket?

132. Vi visar er nu ett mått! Var blodförlusten större?

133. Har ni blivit biten av något djur?

1. hund
2. katt
3. orm
4. räv eller grävling
5. eller något annat djur

134. Har ni bränt eller skållat er?

135. Har ni på något vis förfrusit denna lem?

136. Har ni sårat er den sista veckan (detta gäller även om såret var väldigt litet)?

137. Är ni vaccinerad mot stelkramp?

138. Kan ni visa något intyg från denna vaccination?

139. Har ni redan en gång fått en spruta med djurserum?

1. från en häst
2. nötkreatur
3. ett får
4. eller från något annat djur

140. Uppträdde denna smärta plötsligt vid särskilda kroppsrörelser eller när ni lyfte någonting?

141. Har ni ofta näsblödning?

142. Rinner det ur ert öra?

143. Har ni plötsligt fått svårigheter att höra? Om ja, så var vänlig och visa vilket öra!

144. Har ni iakttagit ett ökat tårflöde?

145. Har ni en känsla av tryck i ögonen?

146. Visa mig vad det är för tal jag skriver ner genom att sträcka upp motsvarande antal fingrar!

147. Har det stänkts någonting i era ögon? Var det en

1. syra
2. lut
3. obekant vätska?

148. Är det något som stör er syn (hinna för ögonen)?

149. Kan ni se denna skrift tydligt?

150. Ser ni allting dubbelt?

151. Har ni blivit stucken (biten) av en insekt?

152. Har ni under de senaste dagarna kommit i beröring med något för er nytt ämne?

    1. medicin
    2. blommor (t ex primula)
    3. örtte, örtlikör
    4. ämnen i arbetet (oljor, fetter, lösningsmedel, färger, mm)

153. När hade ni ert sista samlag?

154. Vad har ni först märkt?

    1. smärtor vid urinering
    2. flytning ur urinröret
    3. varbildning
    4. smärtor i ljumsktrakten

155. När var er sista gynekologiska undersökning?

156. Rinner det ur slidan?

157. Har ni en regelbunden menstruation? Var vänlig och skriv

    1. efter hur många dagar
    2. hur många dagar varar det!

158. Har ni alltid en särskilt stark menstruation?

159. På vilken dag började er sista menstruation?

160. Använder ni p-piller?

161. Finns det en möjlighet att ni är havande?

162. Är ni havande?

163. I vilken månad är ni havande?

164. När tror ni kommer barnet att födes?

165. Hur länge har ni redan känt fosterrörelser?

166. Har ni lagt märke till om buken har sjunkit i den sista tiden? När var det?

167. Hur länge har ni haft dessa blödningar?

168. Vill ni obetingat förtsätta havandeskapet?

169. Hur många barn har ni redan?

170. Hur många missfall har ni redan haft?

171. Förlöpte de tidigare födslarna utan några komplikationer?

172. Har ni under en av de tidigare födslarna haft

    1. mycket svaga värkar
    2. kejsarsnitt (operativt ingripande)
    3. instrumentell hjälp (förlossningstång)
    4. bristningar i mellangården
    5. efterblödning?

173. Känner ni till blodgruppen hos ert barns far?

174. Har ni under den sista havandeskapsveckan haft

   1. blödningar
   2. huvudvärk
   3. synrubbninrgar (flimmer för ögonen)
   4. förhöjt blodtryck
   5. svullna ben
   6. gulfärgning av huden?

175. Hur länge ha ni haft regelbundna värkar?

176. Efter hur många minuter kommer nu värkarna?

177. Har fostervattnet gått?

178. Har det redan avgått fostervatten?

179. När vi ger er ett tecken så andas djupt och hjälp till och pressa!

180. Ert barn är friskt!

181. Har ni fått en elektrisk stöt?

182. Har ni utsatt er för en längre tids solbestrålning?

183. Har ni av misstag druckit en ökänd lösning?

184. Vet ni om lösningen var en

   1. syra
   2. lut
   3. eller om det var hushållskemikalier?

185. Har ni tagit en större mängd medicin?

186. Har ni tagit

   1. sömn-eller lugnande medel
   2. smärtstillande medel
   3. hjärtmedicin
   4. andra mediciner?

187. Ville ni begå självmord?

12.5 Personlig diagnos

188. Om ni lider av en av följande sjukdomar, var då så vänlig att visa så många fingrar som talet är för frågavarande sjukdom!
Om ni tidigare har haft en av sjukdomarna, så var vänlig och skriv årtalet!

   1. tuberkulos
   2. bronkialastma
   3. kronisk bronkit
   4. mag- och tolvfingertarmsår
   5. sjukdomar i gallblåsan
   6. sjukdomar i bukspottkörteln
   7. sockersjuka (diabetes mellitus)
   8. trombos
   9. emboli
   10. blödarsjuka

189. Här följer ytterligare sjukdomar:

1. grön starr
2. hjärtsjukdom
3. dålig genomblödning av hjärnan
4. epilepsi eller andra krampsjukdomar
5. allergi
6. sjukdom i sköldkörteln
7. reumatisk feber
8. benbrott (visa var!)
9. könssjukdom
10. tumörer (visa var!)

190. Kan ni kanske skriva ner hur läkarna i ert land betecknar sjukdomen?

191. Har ni tidigare blivit opererad? I vilket organ?

1. blindtarmen
2. hjärtat
3. lungorna
4. magen
5. gallblåsan
6. njuren
7. tarmen
8. livmodern
9. äggstockarna
10. urinblåsan eller prostatan

192. Vet ni om er blindtarm har tagits bort i samband med någon annan operation?

193. Vilka veneriska sjukdomar har ni haft?

1. gonorré
2. syfilis
3. andra veneriska sjukdomar

194. Har någon i er närmsta släkt bronkialastma eller en allergisk sjukdom?

12.6 Undersökning

195. Nu vill jag gärna undersöka er.

196. Var snäll och öppna munnen!

197. Var snäll och klä av er på överkroppen!

198. Var snäll och klä av er på buken!

199. Var snäll och öppna era ögon mycket!

200. Var snäll och andas in och ut med öppen mun!

201. Var snäll och håll andan!

202. Var alldeles avslappad!

203. Jag kommer att känna på er buk. Var snäll och säg ifrån när det gör ont.

204. Gör det ont när jag knackar här?

205. Var snäll och försök exakt härma mina rörelser.

206. Jag kommer nu att säga några ljud! Var snäll och säg efter när jag säger ifrån!

207. Var snäll och se hela tiden på mitt finger!

208. Var snäll och löp dit bort och tillbaka!

209. Jag måste undersöka er via analöppning.

210. Jag måste undersöka er via slidan.

12.7 Information om diagnostiska åtgärder

211. Vi vill för att kunna tå reda på er sjukdom, göra några tekniska och laboratorieundersökningar.

212. Vi vill ta ett elektrokardiogram (EKG) för att bättre kunna bedöma ert hjärta.

213. Vi vill för att bättre kunna bedöma er hjärnfunktion, ta ett elektroencefalogram (EEG).

214. Vi ämnar ta er temperatur.

215. Vi ämnar mäta ert blodtryck.

216. Vi ämnar röntga er.

217. Vi ämnar ta ett litet blodprov från er örsnibb.

218. Vi ämnar ta lite blod från en ådra i armen.

219. Vi ämnar undersöka er urin. Var vänlig och urinera i detta glas!

220. Vi ämnar undersöka er urin och måste därför katetisera er.

221. Vi ämnar göra ett utstrykspreparat.

222. Vi ämnar mäta ert ögontryck. Var snäll och äppna era ögon så mycket ni kan och titta på detta föremål!

223. Er avföring måste undersökas. Var vänlig och lägg en liten portion av er nästa avföring i detta provrör!

224. Er upphostning måste undersökas. Var snäll och hosta upp i detta glas!

12.8 Information om en allmän diagnos

225. Det är

    1. ett benbrott
    2. en stöt
    3. en stukning
    4. en kontusion (klämning)
    5. en sträckning

226. Ni har en hjärnskakning.

227. Det är en inflammation.

228. Det är en böld (abscess).

229. Det är en infektionssjukdom.

230. Det är

1. hjärtat
2. lungorna
3. magen
4. tarmarna
5. gallblåsan
6. levern
7. bukspottkörteln
8. njurarna/urinblåsan
9. inre könsorgan

231. Det är en akut sjukdom i magtrakten.

232. Ni har en förkylningsinfektion.

233. Ni är havande, troligtvis i … månaden.

234. Ni kommer snart att vara frisk igen.

12.9 Information om terapeutiska åtgärder och vidarebehandling

235. Jag måste remittera er till ett sjukhus.

236. Jag vill remittera er till ett sjukhus för observation.

237. Jag remitterar er till en specialist.

238. Ni kommer att föras dit med ambulansbilen.

239. Ni måste obetingat ligga till sängs.

240. Ni behöver inte ligga till sängs, utan ni kan

1. sitta i fåtölj
2. gå runt i rummet
3. gå utomhus

241. Ni måste opereras. Ger ni oss ert samtycke?

242. Vi måste göra en skrapning.

243. Ni kommer att få en kortvarig narkos.

244. När åt eller drack ni sist? Var snäll och skriv ner klockslaget!

245. Var vänlig och hämta denna medicin i apoteket! Det är

1. droppar
2. tabletter
3. dragéer (sväljes hela)
4. kapslar (sväljes hela)
5. saft
6. salva

246. Ni måste ta den medicinen så som jag har skrivit upp på den här lappen.

247. Ni måste lägga på salvan … gånger dagligen.

248. Jag har skrivit upp droppar åt er. Var god och droppa … droppar … gånger dagligen in i

1. ögat
2. örat
3. näshålorna!

249. Nu måste ni hålla diet och ni får endast äta eller dricka

1. te (kamomill eller pepparmint)
2. skorpor
3. välling
4. rostat bröd
5. jag ger med er en anvisning.

250. Var snäll och drick och ät ingenting under de följande … timmarna!

251. Vi måste göra en magspolning.

252. Ni måste katetiseras.

253. Vi måste göra ett snitt så varet kan komma ut.

254. Ni kommer att få en lokalbedövning.

255. Vi lägger på er ett förband.

256. Vi lägger på er ett gipsförband.

257. Vi har sytt igen såret. Trådarna måsta tas bort den …

258. Förbandet måste bytas den …

259. Ni får nu en injektion mot smärtorna.

260. Ni får inte tala, inte ens viska.

261. Ni måste vaccineras mot

1. stelkramp
2. rabies
3. 3 …

262. Var god och ge oss ett tecken så snart ni känner någon färändring (t ex hjärtklappningar, krypningar i armarna, när ni känner er varm, känner oro o s v)!

263. Ni har en smittsam sjukdom.

264. Ni får inte ha samlag!
Ni får inte dricka någon alkohol!
Alla personer som ni haft samlag med måste behandlas.

265. Ni måste komma tillbaka den … !

266. Var god och gå den … till en

1. läkare för invärtes sjukdomar
2. kirurg
3. gynekolog
4. barnläkare
5. hudläkare
6. ögonläkare
7. hals-, näs- och öronspecialist
8. neurolog
9. psykiater
10. tandläkare i ert hemland.

267. Jag ger er med ett brev till er läkare.

268. Ni kan from den … utan betänligheter resa hem med

1. tåg
2. bil
3. flyg.

269. Ni kan gå nu.

270. Vill ni att vi beställer en taxi åt er?

271. Var vänlig och vänta, så får ni åka hem med ambulansbilen.

Spanisch – Español

G. Hoyer, U. Hoyer, *Ärztlicher Dolmetscher*,
DOI 10.1007/978-3-662-48739-6_13,

13.1 Generalidades y ayuda para la comprensión

1. Ud. se encuentra en un consultorio médico. Le haré un par de preguntas para después hacerle un examen.
2. Conteste las preguntas, por favor, con sí (afirmando con la cabeza) o no (negando con la cabeza).
3. Por favor, escriba Ud. la contestación en este papel.
4. Esta pregunta tiene varias posibilidades marcadas por cifras. Muestre Ud. la cantidad de dedos que corresponde a su respuesta.
5. Todas las preguntas valen análogamente para su niño enfermo.
6. Por favor, cálmese. Le ayudaremos.
7. Muestre dónde.
8. ¿Cuántas veces por día lo ha observado? Muestre la cantidad correspondiente con los dedos.
9. ¿Cuándo fue eso? Por favor, apúntenos la fecha (eventualmente el año).
10. ¿Desde cuándo? Por favor, apúntenos la fecha (eventualmente al año).
11. ¿Ya ha tenido Ud. alguna vez estos síntomas que acaba de describir?
12. ¿Ud. ha manejado su automóvil después de haber ingerido bebidas alcohólicas? Tengo que hacerle algunas preguntas y extraerle una prueba de sangre.

13.2 Datos personales

13. ¿Cómo se llama Ud. (nombre, apellido)?
14. ¿De qué país viene Ud.?
15. ¿Cuándo nació?
16. ¿Dónde vive Ud. en su país?
17. ¿Dónde vive Ud. en nuestro país?
18. ¿Vive alguien aquí que Ud. conozca y dónde vive?
19. ¿Díganos el nombre y las señas de su pariente más próximo.
20. ¿Desea Ud. que les enviemos un aviso a sus parientes?
21. Desea Ud. que le enviemos un aviso a su embajada/consulado en Berlin?
22. ¿Desea Ud. que informemos por teléfono a alguien de su enfermedad?
23. Por favor, apunte Ud. el texto.
24. ¿Pertenece Ud. a un seguro por enfermedad?

25. Por favor, apúntenos el nombre y la dirección de su seguro
26. ¿Cuándo llegó Ud. a nuestro país?
27. ¿Cuánto tiempo se quedará Ud. en nuestra ciudad?
28. ¿Cuánto tiempo se quedará Ud. en nuestro país?
29. Por favor, muéstreme su pasaporte/su carnet de identidad.
30. ¿Pertenece Ud. a una representación diplomática?

13.3 Anamnesis actual (general)

31. ¿Seenfermó Ud. súbitamente?
32. ¿Desde cuándo está Ud. enfermo? Muéstrenos con los dedos cuántas semanas.
33. ¿Tuvo ya antes una enfermedad semejante a ésta?
34. Indíquenos con el dedo el lugar de su cuerpo donde empezaron las molestias.
35. ¿Estuvo Ud. últimamente en otros países? En caso que sí, apunte por favor la fecha y el país.
36. ¿Ingiere Ud. regularmente medicamentos?
37. ¿Puede mostrarnos estos medicamentos?
38. ¿Consulta Ud. regularmente al médico¿ En caso que sí, ?por qué?
    1. Corazón
    2. Pulmones
    3. Estómago/intestino
    4. Hígado/vesícula biliar
    5. Riñones y vejiga
    6. Organos abdominales y sexuales
    7. Ojos
    8. Garganta, nariz, oídos
    9. Piel
    10. Nervios/estado de ánimo
39. ¿Ha tenido fiebre? En caso que sí, apunte el máximo valor medido y cuándo fue eso.
40. ¿Se siente Ud. agotado o cansado?
41. ¿Ha padecido en las últimas semanas de una infección febril?
42. ¿Tiene Ud. dolores?
43. Indique con el dedo dónde le duele.
44. ¿En qué forma se manifestó este dolor?
    1. de repente y con plena intensidad
    2. de intensidad creciente
    3. de repente, en forma espasmódica, de intensidad variada
45. ¿A dónde irradian estos dolores?
46. ¿Padece Ud. frecuentemente de dolores de cabeza?
47. ¿Duerme Id. bien?

48. ¿Le falta el apetito?
49. ¿Siente náuseas?
50. ¿Tiene Ud. sensaciones de vértigo?
51. ¿Siente Ud. constantemente mareos?
52. ¿Le zumban los oídos?
53. ¿Se desmaya Ud. a veces?
54. ¿Siente Ud picazón en la piel?
55. 55 ¿Ha estado Ud. nervioso e irritable últimamente?
56. ¿Ha tenido Ud. disgustos? Conflictos familiares o en el trabajo.
57. ¿Ha tenido alguna vez un colapso nervioso?
58. ¿Ha peridido peso últimamente?
    Apunte por favor:
    1. cuántos kilogramos
    2. en cuánto tiempo
59. ¿Ya ha tenido alguna reacción alérgica?
60. ¿Padece Ud. de alguna alergia?
    1. Medicamentos
    2. Jabón o cosméticos
    3. Determinadas plantas (por ejemplo, prímula)
    4. Determinados alimentos (por ejemplo, pescado)
61. ¿Padece Ud. de la fiebre del heno en la primavera o verano?
62. ¿Ha tenido alguna vez ataques epilépticos?
63. ¿Conoce Ud. su grupo sanguíneo?
64. ¿Cuáles enfermedades infecciosas ha tenido su niño?
    1. Sarampión
    2. escarlatina
    3. Paperas
    4. Rubeola
    5. Difteria
    6. Viruela
    7. Varicela
65. ¿Contra qué enfermedad está vacunado su niño?
    1. Tétano
    2. Tos ferina
    3. Difteria
    4. Viruela
    5. Sarampión
    6. Tuberculosis
    7. Poliomielitis
    8. Fiebre amarilla
    9. Otras enfermedades
66. ¿Cuántas horas hace que tomó su último trago?

67. ¿Qué ha tomado?
    1. Cerveza
    2. Vino o champaña
    3. Aguardiente
68. Indique con los dedos la cantidad de copas que tomó.
69. ¿Ha Ud. comido?
    1. antes
    2. durante
    3. después de haber tomado una bebida alcoholic

13.4 Anamnesis próxima (especial)

70. ¿Ha tenido Ud. un ataque cardíaco?
71. ¿Ha transpirado mucho de forma repentina?
72. ¿Siente Ud. angustia?
73. ¿Ha sufrido angustias mortales o no llegó a tal extremo?
74. ¿Siente Ud. a menudo el pecho oprimido?
75. ¿Padece Ud. de disnea?
76. ¿Padece Ud. de anhelación?
    1. en reposo
    2. al estar caminando
    3. al subir escaleras o al hacer esfuerzos físicos
    4. ¿Mejora este estado al sentarse después de un par de horas de descanso en la noche?
77. ¿Se le hincharon las piernas últimamente?
78. ¿Desde cuándo se le hinchan las piernas? Indíqueme la cantidad de meses con los dedos.
79. ¿Se le hinchan las piernas sólo por la noche?
80. ¿Tiene que orinar por la noche? Indíqueme con los dedos cuántas veces.
81. Su pulso a veces marcha
    1. demasiado rápido (más de 120 pulsaciones por minuto)
    2. demasiado lento (menos de 35 pulsaciones por minuto)
82. ¿Siente que su corazón alguna veces late descompasado?
83. ¿Tuvo alguna enfermedad del corazón?, sie así ha sido, ¿cuál?
    1. Inflamación del corazón (carditis)
    2. Infarto
    3. ¿Tiene un defecto del corazón?
84. Padece Ud. de
    1. baja presión sanguínea
    2. alta presión sanguínea?
85. ¿Tiene Ud. diarreas? ¿Cuántas veces al día?

86. ¿Defeca regularmente?

87. ¿Las heces fecales son
    1. de conformación normal
    2. muy dura
    3. pastosos
    4. como agua?

88. Ha comido algo que podría ser la causa de los fenómenos de su malestar?
    1. Conservas
    2. Pescado
    3. Carne o salchichas
    4. Setas
    5. ¿Ha bebido mucho alcohol?

89. ¿Estos dolores acompañan la ingestión de los alimentos? Si así fuera, ¿surgen
    1. inmediatamente después de comer
    2. o un poco más tarde?

90. ¿Siente dolor cuando tiene hambre?

91. ¿Padece de acedía?

92. ¿Tiene flatulencias frecuentes?

93. ¿Expele regularmente flatos?

94. ¿Ha vomitado? ¿Cuántas veces?

95. ¿Los vómitos son de color negro?

96. ¿Qué comidas le repugnan?
    1. carnes grasosas
    2. arvejas, repollo

97. ¿Cuántas horas hace que defecó? Indique la cantidad de horas con los dedos.

98. ?De qué color fue su última defecación?
    1. normal
    2. pardo normal con deposicón rojiza
    3. pardo normal con mucosidades
    4. negra
    5. grisblanquecina

99. ¿Ha aumentado su vientre en el último tiempo?

100. ¿Ha tenido alguna vez úlceras del estómago?

101. ¿Sabe Ud. si tiene
    1. cálculos biliares
    2. cálculos renales?

102. ¿Tuvo Ud. en el último tiempo
    1. cólico vesicular
    2. cólico renal?

103. ¿Desde cuándo su piel se ve amarillenta? Indíquenos la cantidad de días con los dedos.

104. ¿Tiene tos?

105. ¿Siente dolor al toser?

106. ¿Siente dolor al respirar?

107. ¿Tiene Ud. expectoraciones? Si es asi, ¿cómo son?
    1. grisblanquecinas
    2. verdemarillas
    3. gris con adiciones rojizas
    4. rojo vivo espumosos
    5. rojo oscuro
108. ¿Cuánto hace que orinó? Indique la cantidad de horas con los dedos.
109. ¿Debe esperar cierto tiempo hasta que aflore la orina?
110. ¿De qué color es su orina?
    1. claro
    2. amarillo oscuro
    3. rojizo
    4. cerveza parda
111. ¿Sciente dolores o ardor al orinar?
112. ¿Tiene que orinar más frecuentemente y en cantidades menores?
113. ¿Su padre, su madre o sus hermanos, son diabéticos?
114. ¿Ha sentido sed intensa en el último tiempo?
115. ¿El tratamiento para su diabetes es con
    1. inyecciones de insulina
    2. tabletas
    3. sólo con dieta?
116. ¿Ha comido normalmente después de su última inyección de insulina?
117. ¿Cómo se presentó el dolor en la pierna?
    1. súbitamente, de golpe
    2. de a poco
118. ¿Se le va el dolor cuando deja colgar las piernas?
119. ¿Se le ha engrosado el cuello en el último año?
120. ¿Sufrió una caída?
121. Por favor trate Ud. de imitar el accidente.
122. ¿Recuerda Ud. claramente todos los detalles del accidente?
123. ¿Perdió el conocimient?
124. ¿Se hirió?
125. ¿Se le produjo una contusión?
126. ¿Ha recibido golpes?
127. ¿Recibió un golpe en el estómago?
128. ¿Ha sufrido algún accidente de tránsito?
129. ¿En este accidente fue Ud. el
    1. peatón
    2. ciclista
    3. motociclista
    4. automovilista?

130. ¿Los demás incurridos en el accidente han sido
    1. peatones
    2. ciclistas
    3. motociclistas
    4. automovilistas
    5. tranvía
    6. ferrocarril?
131. ¿Sangró Ud. mucho?
132. Le estamos mostrando un recipiente: ¿perdió Ud. una cantidad mayor a la que cupiera en este recipiente?
133. ¿Le mordió un animal?
    1. perro
    2. gato
    3. víbora
    4. zorro o tejón
    5. otros animales
134. ¿Se ha quemado Ud. o se ha escaldado?
135. ¿Se le ha entumecido de frío algún miembro?
136. Durante la última semana, ¿sufrió Ud. alguna lesión (aunque haya sido pequeña)?
137. ¿Se ha vacunado contra tétanos?
138. ¿Podría mostrar el certificado de vacuna?
139. ¿Le han inyectado alguna vez suero de animal?
    1. de caballo
    2. de vacuno
    3. de carnero
    4. de otro animal
140. ¿Sinitó el dolor de repente al hacer un movimiento no corriente o al levantar una carga pesada?
141. ¿Sangra a menudo por la nariz?
142. ¿Tiene secreción en los oídos?
143. ¿Ha notado de repente insuficiencia auditiva? Si así fuera, muestre en cuál de los oídos.
144. ¿Ha observado Ud. una mayor secreción de lágrimas?
145. ¿Siente tensión intraocular?
146. Muestre los números que escribí levantando el número de dedos que corresponda.
147. ¿Se le ha salpicado algo en los ojos?
    1. acido
    2. lejía
    3. un líquido desconocido
148. ¿Tiene disopía (Se le vela la vista)?
149. ¿Puede leer bien esta letra?
150. ¿Ve todo doble?
151. ¿Le picó un insecto?

152. En los últimos días, ¿ha estado Ud. en contacto con alguna sustancia nueva?

    1. medicamentos
    2. flores (por ej. prímula)
    3. infusiones de hierbas, licores de hierbas aromáticas
    4. sustancias industriales (aceites, grasas, disolventes, colorantes, etc.)

153. ¿Cuándo tuvo po última vez relaciones sexuales?

154. Qué sintió primero?

    1. dolor al orinar
    2. flujo de la uretra
    3. ulceración
    4. dolor en la ingle

155. ¿Cuándo le hicieron el último examen ginecológico?

156. ¿Tiene flujo vaginal?

157. ¿Tiene Ud. periódica su menstruación? Escríbanos, por favor,

    1. cada cuántos días
    2. cuántos días le dura.

158. ¿Su menstruación es especialmente abundante?

159. ¿En qué día empezó su última menstruación?

160. ¿Toma píldoras anticonceptivas?

161. ¿Existe la posibilidad que estuviera embarazada?

162. ¿Está Ud. embarazada?

163. ¿Cuántos meses tiene de embarazo?

164. ¿Cuál es la fecha probable del parto?

165. ¿Desde cuándo siente que el niño se mueve?

166. ¿Ha notado Ud. que su vientre en el último tiempo ha bajado? ?Cuándo fue éso?

167. ¿Desde cuándo sangra?

168. ¿Desea Ud. la maternidad de todas maneras?

169. ¿Cuántos niños tiene ya?

170. ¿Cuántos abortos ha tenido ya?

171. Fueron sus partos anteriores sin complicaciones?

172. ¿En algún parto anterior tuvo Ud.

    1. contracciones débiles
    2. cesárea (parto con operación)
    3. con ayuda de aparatos (fórceps, extractor al vacío)
    4. desgarro perineal
    5. hemorragia post-parto o hemorragia tardía?

173. ¿Conoce el grupo sanguíneo del padre de su niño?

174. En la semana anterior al parto, ?tuvo Ud.

1. hemorragias
2. dolor de cabeza
3. trastornos visuales (centelleo)
4. aumento de presión sanguínea
5. hinchazón a las piernas
6. coloración amarilla de la piel?

175. ¿Desde cuándo tiene Ud. contracciones periódicas?

176. ¿Cada cuántos minutos tiene las contracciones?

177. ¿Le fluye ya el líquido amniótico?

178. ¿Siente los movimientos de su niño?

179. Cuando se lo indiquemos, respire profundamente y puje.

180. Su niño está bien.

181. ¿Recibió un golpe de corriente?

182. ¿Se expuso mucho tiempo a los rayos del sol?

183. ¿Bebió por descuido un líquido desconocido?

184. ¿Sabe Ud. si el líquido era

1. un ácido
2. una lejía
3. un producto químico doméstico?

185. ¿Tomó una cantidad mayor de medicamentos?

186. ¿Ha tomado Ud.

1. adormecedores y tranquilizantes
2. analgésicos
3. medicamentos para el corazón
4. algún otro tipo de medicamentos?

187. ¿Quería acabar Ud. con su vida?

13.5 Anamnesis personal

188. Si Ud. padece de alguna de las siguientes enfermedades, entonces haga el favor de indicarnos con los dedos el número correspondiente a esta enfermedad.
Si ya sufrió Ud., hace mucho, de una de estas enfermedades, entonces escríbanos la fecha.

1. Tuberculosis pulmonar
2. Asma bronquial
3. Bronquitis crónica
4. Ulceras del estómago y del duodeno
5. Enfermedades a la vesícula
6. Afección al páncreas
7. Diabetes (Diabetes mellitus)
8. Trombosis
9. Embolia
10. Es Ud. propenso a hemorragias

189. Quedan aún algunas enfermedades:

1. glaucoma
2. afecciones al corazón
3. problemas de la irrigación sanguínea del cerebro
4. epilepsia u otras afecciones convulsivas
5. alergia
6. trastornos a la glándula tiroides (tiropatías)
7. fiebre reumática
8. fractura (muestre en qué hueso)
9. enfermedad venérea
10. tumor (muestre dónde)

190. ¿Tal vez pudiera anotar cómo denominaron los médicos de su país a su enfermedad?

191. ¿Ha sido operado? ¿Dequé?

1. apendicitis
2. corazón
3. pulmón
4. estómago
5. vesícula
6. riñón
7. intestinos
8. útero
9. ovario
10. vejiga o a la próstata

192. ¿Sabe Ud. sie le extirparon el apéndice durante la operación a otro órgano?

193. ¿Qué enfermedad venérea ha tenido?

1. gonorrea
2. 2, sífilis (lúes)
3. otras enfermedades venéreas

194. ¿Hay alguien de sus parientes consanguíneos que sufra de asma bronquial o que sea alérgico?

13.6 Examen médico

195. Yo quiero examinarle ahora.

196. Abra la boca por favor.

197. Desnúdese sólo del torso por favor.

198. Por favor deje descubierto el vientre.

199. Por favor abra bien los ojos.

200. Respire profundamente con la boca abierta.

201. Retenga el aire por favor.

202. Relájese, suéltese por favor.

203. Ahora le palpo el vientre. Por favor dígame cuando le duela.

204. ¿Le duele al darle los golpecitos?

205. Trate de imitar exactamente mis movimientos.

206. Yo le digo algo y Ud. lo repite en voz alta cuando se lo pido.

207. Por favor fije su mirada en mi dedo.
208. Camine hasta allá y regrese.
209. Debo examinarle el ano.
210. Debo examinarle la vagina.

13.7 Información sobre las medidas para la diagnosis

211. Queremos hacerle aún algunos exámenes técnicos y de laboratorio para un conocimiento exacto de su enfermedad.
212. Para formarnos una opinión correcta sobre su corazón hay que hacerle un electrocardiograma.
213. Para formarnos una opinión correcta sobre su cerebro debemos hacerle un electroencefalograma.
214. Queremos tomarle la temperatura.
215. Queremos tomarle la presión.
216. Queremos sacarle una radiografía.
217. Queremos sacarle un poquito de sangre del lóbulo de su oreja.
218. Queremos sacarle un poquito de sangre de la vena del brazo para examinarla.
219. Queremos examinarle la orina. Orine en este recipiente por favor.
220. Queremos examinarle la orina y es necesario extraerla con sonda.
221. Necesitamos hacerle frotis.
222. Necesitamos tomarle la presión de los ojos. Abra bien los dos ojos y fije la mirada en este objeto.
223. Necesitamos examinar sus heces fecales, déjenos una pequeña porción en este tubito la próxima vez que obre.
224. Debemos examinar su expectoración. Tosa y expectore en este vaso.

13.8 Información sobre la diagnosis primaria

225. Se trata de
    1. una fractura
    2. una contusión
    3. un esguince
    4. magulladuras
    5. una distensión
226. Ud. tiene una conmoción cerebral.
227. Se trata de una inflamación.

228. Es un absceso.

229. Se trata de una enfermedad infecciosa.

230. Se trata de una enfermedad interna. El órgano enfermo es:

    1. corazón
    2. pulmón
    3. estómago
    4. intestinos
    5. vesicula biliar
    6. hígado
    7. páncreas
    8. riñón/vejiga
    9. órganos sexuales internos

231. Se trata de una enfermedad aguda en el vientre.

232. Ud. tiene un resfriado contagioso.

233. Ud. está embarazada, probablemente está en el ...ž° mes.

234. Se mejorará rápidamente.

13.9 Información sobre medidas terapéuticas y el tratamiento ulterior

235. Debo hospitalizarlo.

236. Quiero mandarlo al hospital para la observación.

237. Lo pasaré a un especialista.

238. Le llevará una ambulancia.

239. Ud. debe hacer reposo absoluto.

240. No necesita permanecer en cama, sino puede

    1. sentarse en un sillón
    2. caminar por su pieza
    3. salir

241. Hay que operarlo. ¿Da su consentimiento?

242. Tenemos que hacerle un curetaje.

243. Le anesteciaremos brevemente.

244. ¿Cuándo comió o bebió por última vez? Por favor escríbanos la hora.

245. Por favor retire esta medicina en la famacia. Se trata de

    1. gotas
    2. tabletas
    3. grageas (tragárselas enteras)
    4. cápsulas (tragárselas enteras)
    5. jarabe
    6. pomada

246. Debe tomar las medicinas tal y como se lo indico en la receta.

247. Ud. debe aplicarse la pomada ... veces al día.

248. Le he recetado gotas. Por favor use estas gotas … veces al día, en

    1. el ojo
    2. el oído
    3. las narices

249. Por de pronto Ud. debe mantenerse a dieta y debe comer y beber sólo

    1. infusiones de manzanilla o de menta
    2. bizcochos
    3. sopa de harina
    4. pan tostado
    5. yo le doy las instrucciones.

250. Por favor no coma ni beba absolutamente nada en las siguientes … horas.

251. Debemos hacerle un lavado al estómago.

252. Hay que ponerle una sonda.

253. Tenemos que hacerle un corte para procurar que salga la pus.

254. Le ponemos ahora una anestesia local.

255. Lo vendaremos.

256. Le aplicaremos una venda enyesada.

257. Le suturamos la herida. Los hilos debemos quitárselos el …

258. El … debemos cambiarle la venda.

259. Ud. no puede hablar ni una palabra, ni siquiera susurrar.

260. Le ponemos una inyección para quitarle el dolor.

261. Necesita inmunizarse

    1. contra tétanos
    2. contra la rabia
    3. contra …

262. Al notar Ud. cualquier alteración, por ejemplo taquicardia, hormigueo en los brazos, si siente mucho calor, intranquilidad, etc., entonces háganos inmediatamente una seña.

263. Ud. es contagioso.

264. Ud. no debe tener relaciones sexuales.
    No debe tomar bebidas alcohólicas.
    Estas prescripciones son válidas para todas aquellas personas con las cuales Ud. ha tenido relaciones sexuales.

265. Ud. debe venir nuevamente el …

266. Por favor vaya al medico en su país el día …

    1. Internista
    2. Cirujano
    3. Ginecólogo
    4. Pediátra
    5. Dermatólogo
    6. Oculista
    7. Otorrinolaringólogo
    8. Neurólogo
    9. Psiquíatra
    10. Dentista

267. Yo le doy una carta para que Ud. se la entregue a su médico.

268. Ud. puede regresar a su país el ... viajando por

    1. tren
    2. auto
    3. avión

269. Ya puede Ud. irse.

270. ¿Quiere que le consegamos un taxi?

271. Espere Ud., le llevaremos a su casa en una ambulancia.

Türkisch – Türkçe

G. Hoyer, U. Hoyer, *Ärztlicher Dolmetscher*,
DOI 10.1007/978-3-662-48739-6_14,

14.1 Genel anlaşma kilavuzu

1. Siz burada bir hekimlik tedavi yerindesiniz. Ben size ilk önce birkaç soru soracağım, ondan sonra sizi muayene edeceğim.
2. Lütfen baş keserek evet diye ya da baş sallarak hayır diye sorularıma anıt verin!
3. Yanıtı lütfen bu gâğıda yazın!
4. Bu sorunun birçok yanıtı var. Her yanıtın önünde bir rakam var. Hangisi doğru ise okadar parmak gösterin!
5. Bütün soracağim sorular hasta çocuğunuzla ilgilidir.
6. Merak etmeyin! Biz size yardim edeceğiz!
7. Lütfen yerini gösterin!
8. Bunu her gün kaç defa kaydediyorsunuz?
9. Bu olay ne zaman oldu? Lütfen tarihini (ya da yılını) yazınız!
10. Bu, ne zamandan beri sürüyor? Lütfen tarihini (ya da yilini) yaziniz!
11. Önce anlatilan hastalik belirtilerini önceden kaydettiğiniz var mi?
12. Arabanızı içkili olarak kullandınız. Size birkaç soru sorman ve sizden kan almam gerek.

14.2 Şahsa ilişkin bilgiler

13. Soyadınız ve adınız nedir?
14. Siz hangi ülkelisiniz?
15. Doğum tarihiniz nedir?
16. Sizin ülkenizdeki adresiniz nedir?
17. Bizim ülkemizde nerede oturuyorsunuz?
18. Ülkemizde oturan tanıdığınız var mı?
19. En yakın akrabanızın ismi ve adresi nedir?
20. Akrabalrınıza bir haber istiyor musunuz?
21. Ülkenizin Berlin'deki büyükelçiliğine haber istiyor musunuz?
22. Hasta düştüğünüz hakkında bir kimseye telefonla haber vermemizi istiyor musunuz?
23. Lütfen metnini yazınız!
24. Siz hastalık sigortalisı mısınız?
25. Lütfen hastalık sigortanızın ismini ve adresini yazınız!
26. Ülkemize ne zaman geldiniz?

27. Şehrimizde ne zamana kadar kalacaksınız?
28. Ülkemizde ne zamana kadar kalacaksınız?
29. Bana lütfen pasaportunuzu gösteriniz!
30. Siz bir elçilikte mit çalışıyorsunuz?

14.3 Genel antesedan

31. Siz birdenbire mi hasta düştünüz?
32. Ne zamandan beri hastasınız? Nekadar hafta olursa okadar parmak gösterin!
33. Eskiden böyle bir hastalığınız vardı mı?
34. Lütfen vücudunuzun, hastalığın ya da sızılarin farkına ilk defa vardığınız yerini parmakla gösterin!
35. Son zamanlarda başka ülkelere gittiğiniz var mı? Evet ise lütfen tarihini ve ülkeyi yazın!
36. Siz muntazaman ilâç alıyor musunuz?
37. Bu ilâçları bize gösterebilir misiniz?
38. Siz devamlı olarak doktor tedavisi görüyor musunuz? Evet ise nedeni nahgisidir?
    1. kalp
    2. akciğer
    3. mide/barsak
    4. karaciğer/öt
    5. böbrek ve sidik torbasi
    6. hasele ve üreme organları
    7. göz
    8. kulak, burun, boğaz
    9. deri
    10. sinir/an
39. Ateşiniz vardı mı? Evet ise lütfen ölçtüğünüz en yüksek derecesini yazın! Bunu ne zaman ölçtünüz?
40. Bitkin ve yorgun musunuz?
41. Son haftalarda ateşli bir akse geçirdiğiniz var mı?
42. Sızınız var mı?
43. Sızılayan yeri parmakla gösterin!
44. Bu sızı nasıl başladı?
    1. Birdenbire gelip hemen şiddetli miydi?
    2. Yavaş yavaş arttı mı?
    3. Değişen şiddetle kasinç biçiminde mi oldu?
45. Bu sızılar nereye doğru yayılıyorlar?
46. Sık sık baş ağrınız var mı?
47. Siz rahat uyuyabilir misiniz?
48. İştahsızlığınız var mı?

49. İçiniz bulanıyor mu?
50. Bazan birdenbire baş dönmeniz var mı?
51. Daimî olarak baş dönmeniz var mı?
52. Kulak uğultunuz var mı?
53. Zaman zaman bayıldığınız var mı?
54. Deriniz kaşındırır mı?
55. Son zamanlarda sık sık sinirli ve kıırlgın mıydınız?
56. Uzüntü çektiniz mi? Meslekî ya da ailevî anlaşmazlıklar var mı?
57. Bir sinir krizi geçirdiğiniz var mı?
58. Son zamanlarda kilo kaybettiğiniz var mı?
    1. Kaç kilogram
    2. nekadar zaman içinde kaybettiğinizi lütfen yazin!
59. Alerjik bir tepki gösterdiğiniz var mı?
60. Bir şeye karşı alerjik misiniz?
    1. ilâç
    2. sabun ya da kozmetik
    3. belirli bitkiler (örneğin çuhaçiçeği)
    4. belirli gıda maddeleri (örneğin balık)
61. İlkbaharda ve yazın saman nezleniz var mı?
62. Eskiden sara nöbetleriniz vardı mı?
63. Kan grubunuzu biliyor musunuz?
64. Çocuğunuz hangi bulaşıcı hastalıkları geçirmiştir?
    1. kızamık
    2. kızıl hastalığı
    3. kabakulak (yazma)
    4. kızamıkçık
    5. kuşpalazı
    6. çiçek
    7. suçiçeği
65. Çocuğunuz, hangi hastalıklara aşılıdır?
    1. kazıklı humma
    2. boğmaca
    3. kuşpalazı
    4. çiçek
    5. kızamık
    6. verem
    7. çocuk felci (poliyomiyelit)
    8. sarı humma
    9. başka hastalıklar
66. Bundan kaç saat önce son defa alkol içtiniz?
67. Ne içtiniz?
    1. bira
    2. şarap ya da köpüklü şarap
    3. rakı

68. Nekadar bardak içmişseniz okadar parmak gösterin!
69. Alkol içmeden önce içerken içtikten sonra bir şey yediniz mi?

14.4 Ayrıntılı antesedan

70. Bir kalp kriziniz vardı mı?
71. Size ter bastı mı?
72. İçten bir korkunuz var mı?
73. Can korkunuz vardı mı yoksa korku okadar şiddetli değil miydi?
74. Göğsünüzde zaman zaman sıkıntı duygusu var mı?
75. Siz kolayca tıknefes oluyor musunuz?
76. Siz.
    1. hareketsiz durumda,
    2. yürüyünce
    3. merdivenden çıkınca ya da vücudunuz çalıştırılınca
    4. gecede birkaç saat uyuduktan sonar solunum sıkıntısı çeker misiniz? Biraz oturunca bu durum iyileşir mi?
77. Son zamanlarda baldırlarınızın kabardığı var mı?
78. Baldırlarınızın kabarması ne zamandan beri oluyor? Nekadar ay ise okadar parmak gösterin!
79. Baıldrlarınız yalnız akşamleyin mi kabarırlar?
80. Geceleyin işeceğiniz gelir mi? Kaç defa? Lütfen okadar parmak gösterin!
81. Nabzınız bazan
    1. fazla çabuk mu (dakikada 120 'den fazla)
    2. fazla yavaş mi (dakikada 35 'ten az) atar?
82. Zaman zaman kalbinizin düzensiz attığını sezer misiniz?
83. Bir kalp hastalığı geçirdiğiniz var mı? Hangisi?
    1. kalp yangısı
    2. kalp enfarktüsü
    3. Bir kalp arizasinin var olup olmadiğini biliyor musunuz?
84.
    1. Tansiyon fazlalığı
    2. tansiyon düşüklüğü var olup olmadığını biliyor musunuz?
85. Sürgüne tutuluyor musunuz? Günde kç defa?
86. Diğer zamanlarda barsağınızı sürekli olarak mı boşaltıyorsunuz?
87. Sizin dışkınız

88. Bu hastalık belirtilerine sebep olabilen bir şey yediniz mi?

    1. konserve
    2. balık
    3. eski et ya da sucuk
    4. mantar
    5. büyük miktarda alkol içtiniz mi?

89. Bu sızılar yemek yemenize bağlı mıdır? Evet ise bu sızılar,

    1. yemekten hemen sonra mı yoksa
    2. yemekten bir süre sonra mı ortaya çikar?

90. Aç kalınca sızı çeker misiniz?

91. Bazan mideniz ekşir mi?

92. Sık sık intifahınız var mi?

93. Siz sürekli olarak yellenir misiniz?

94. Kustunuz mu? Kaç defa?

95. Kusmuğun rengi kara mıyıd?

96. Herhangi bir yemekten iğrençlik duyuyor musunuz?

    1. yağlı etten
    2. bezelyeden, lahanadan?

97. Barsağınızı son defa ne zaman boşalttınız? Nekadar saat geçmişse okadar parmak gösterin!

98. Son dışkınızın rengi nasıl idi?

    1. normal
    2. normal esmer ve kırmıızmsı kaplamalarla
    3. normal esmer ve sümüksü kaplamalarla
    4. kara
    5. akçıl

99. Karnınızın çevresi son zamanlarada büyüdü mü?

100. Herhangi bir zaman bir mide ülseriniz vardı mı?

101. Öt taşlarını ya da bübrek taşlainiz olup olmadığını biliyor musunuz?

102. Son zamanlarda burdu mu?

    1. ötünüz
    2. böbreğiniz

103. Ne zamandan beri derıniz sararmıştır? Nekadar gün olursa okadar permark gösterin!

104. Öksürük müsünüz?

105. Öksürdükçe sızı çeker mısiniz?

106. Solunmaka sızı çeker misiniz?

107. Balgamınız var mı? Evet isi rengi hangisidir?

    1. akçıll
    2. sarıya çalan yeşil
    3. kırmızımsı e katlamalarla oz
    4. açık al ve köpüklü
    5. koyu kırmızıa

108. Ne zamon son defa, işediniz? Nekadar saat geçmiş ise okadar parmak gösterin!

109. İşedikçe sidik gelmeden önce biraz beklemeniz gerekir mi?

110. Sidiğinizin rengi nedir?

  1. açık
  2. koyo sarı
  3. kırmızımsı
  4. bira esmeri

111. İşemekte sızı çeker misiniz?

112. Her seferinde az sidik düşürerek normal olduğundan daha çok defa işemek zorununda mısınız?

113. Babanız, anneniz ya da kardeşiniz şeker hastası mıdır?

114. Son zamanlarda normal olduğundan daha fazla susamem duygunuz vardı mı?

115. Şeker hastalığınızı

  1. ensülin iğneleriyle mı
  2. haplarla mı yoksa
  3. yalnız rejim yaparak mı tedavi ediyorusunuz?

116. Son ensülin iğnesini aldıktan sonra normal gibi yediniz mi?

117. Bacaktaki sızı

  1. birdenbire mi yoksa
  2. yavaş yavaş mı başladı?

118. Vacağı düşük tuttuğunuz zaman sızı iyileşir mi?

119. Boynunuz son yıl boyunca şişmanladı mı?

120. Düştünüz mü?

121. Lütfen kazayı benzetlemeyi deneyin!

122. Kazanın gidişinin bütün ayrıntılarını tam olarak hatırabiliyor musunuz?

123. Baygın mıydınız?

124. Kendinizi kestiniz mi?

125. Kıstırıldınız mı?

126. Dövüldünüz mü?

127. Karnınıza bir darbe indirildi mi?

128. Bir trafik kazasına uğradınız mı?

129. bu kazaya uğradınız?

  1. Yaya mı
  2. bisiklet,
  3. motosiklet yoksa
  4. a raba kullanarak mı

130. Kazaya uğrayan diğer kişiler

  1. yaya mı
  2. bisiklet,
  3. motosiklet,
  4. araba kullanan mı,
  5. tramvay mı yoksa,
  6. tren miydi?

131. Çok kan kaybiniz vardi mi?

132. Şimdi size bir kap göstereceğiz. Sizin kan kaybiniz bundan büyük müydü?

133. Sizi bir hayvan ısırdı mı?

    1. köpek
    2. kedi
    3. yılan
    4. tilki ya da porsuk
    5. başka bir hayvan

134. Yakıldınız mı ya da haşlandınız mı?

135. Etkinmiş örgeniz donmuş olabilir mi?

136. Son haftada, nekadar küçücük olsa da bir yaranız vardı mı?

137. Kazıklı hummaya aşılı mısınız?

138. O aşıyı aldığınızı tanıtlayan bir belge gösterebiliyor musunuz?

139. Bir hayvan serum iğnesini aldığınız var mı?

    1. at serumu
    2. sığır serumu
    3. koyun serumu
    4. başka bir hayvanın serumu

140. Vu sızı, siz istisnaî bir hareket yaparken ya da bir yük kaldırırken birdenbire ortaya çıkıt mı?

141. Sık sık burun kanamanız var mı?

142. Kulağınızdan akıntı gelir mi?

143. Birdenbire işitme arızalarına uğradınız mi?

144. Daha fazla gözyaşlarının aktığını kaydettiniz mi?

145. Gözlerinizde basınç duyumu var mı?

146. Hangi rakamları yazdiğımı, okadar parmak kaldırarak gösterin!

147. Gözünüze bir sıvı sıçradı mi?

    1. bir asit mi
    2. bir baz mı
    3. bilinmeyen bir sıvı mı?

148. Görme arızalarına uğradınız mı (gözlerinizin dumanlandığı var mı)?

149. Bu yazıyı kolayca okuyabiliyor musunuz?

150. Her şeyi çift mi görüyorsunuz?

151. Sizi bir böcek soktu mu?

152. Son günlerde herhangi yeni maddelere dokundunuz mu?

    1. ilâç
    2. çiçek (örneğin çuhaçiçeği)
    3. ilâç otları menkuu (bitki çayı), kök likörü (bitki likörü)
    4. mesleğinize bağli maddeler (yağ, siviyağ, çözen, boya v.b.)

153. Ne zaman son defa cima ettiniz?

154. Hangi olgunun farkına ilk olarak vardınız?

    1. işeyince sızılar
    2. siyekten gelen akıntı
    3. bir ülserin oluşması
    4. kasıklar bölgesinde sızılar

155. Son defa nisaî muayeneye ne zaman tabi tutuldunuz?

156. Dölyolundan gelen akıntınız var mı?

157. Siz düzenli olarak aybaşi görür müsünüz?

    1. Kaç günde bir olduğunu ve lütfen yazın!
    2. genellikle kaç, gün sürdüğünü

158. Siz aybaşı gördükçe her seferinde çok kan döker misiniz?

159. Son aybaşınız hangi gün başladı?

160. Gebeliği önleyici hap alır misiniz?

161. Gebe olabilir misiniz?

162. Gebe misiniz?

163. Kaç aylık gebesiniz?

164. Olası doğum tarihi ne zaman olacak?

165. Yavrunun hareketlerini ne zamandan beri seziyorsunuz?

166. Karnın son zamanlarda biraz alçaldığının farkına vardınız mı?

167. Ne zamandan beri kanıyorsunuz?

168. Gebeliğimizin mutlaka devam etmesini sağlamak istiyor musunuz?

169. Kaç çocuğunuz var?

170. Kaç düşüğünüz vardı?

171. Önceden yaptığınız doğumlar zorluksuz mu geçti?

172. Önceden yaptığınız doğumlarin birinde

    1. çok zayıf doğum sancılarının tuttuğu
    2. sezaryen (ameliyatla doğurduğunuz)
    3. alet yardımıyle doğurduğunuz (lavta, vakum, çıkartıcısi
    4. perinenin yırtıldığı
    5. sonradan kan döktüğünüz

173. Yavrunuzun babasının kan grubunu biliyor musunuz?

174. Gebeliğin son haftasında

    1. kanamalarınız
    2. baş ağrılarınız
    3. görme arızalarinız (göz pırıldamanız)
    4. tansiyon fazlaliği
    5. ayaklarınızın kabardığı
    6. derinizin sarardığı vardı mı?

175. Ne zamandan beri doğum sancılarınız sürekli olarak tutuyor?

176. Doğum sancılarınız kaç dakikada bir tutuyor?

177. Çağnak çıktığı var mı?

178. Yavrunuzun hareketlerini seziyor musunuz?

179. Biz size işaret ettikten sonra geniş nefes alıp zorlanınız!

180. Yavrunuz iyidir.

181. Size elektrik çarptı mı?

182. Kendinizi uzun zaman güneşe gösterdiniz mi?

183. Siz dikkat etmeyerek bilinmeyen bir sıvı içtiniz mi?

184. O sıvının

    1. bir asit
    2. bir baz yoksa
    3. ev işlerinde kullanılan kimyasal bir madde olduğunu biliyor musunuz?

185. Siz üyük miktarda ilâç yuttunuz mu?

186.

    1. Uyutucu ya da yatıştırıcı ilâç
    2. ağrı uyuşturucu ilâç
    3. kalp ilâci yoksa
    4. başka ilâçları yuttunuz mu?

187. Siz intihar etmek niyetinde miydiniz?

14.5 Özantesedanı

188. Şu hastalıklaırn biri varsa lütfen onun numarasına göre okadar parmak gösterin! Bu hastalıklarının birini önceden gəçirmiş olursanız yılını yazın!

    1. verem
    2. kasabî yelpik
    3. süreğen bronşit
    4. mide ya da onikiparmak barsağı ülseri
    5. öt kesesi hastalığı
    6. pankreatit
    7. şeker hastalığı (diyabet)
    8. tromboz
    9. tıkaç
    10. kanama diyatezi

189. Şimdi size birkaç hastalık daha gösteririz:

    1. karasu
    2. kalp hastalığı
    3. beyinde dolaşim bozukluğu
    4. sara ya da başka bir çırpınmalı hastalık
    5. alerji
    6. kalkanbezi hastalığı
    7. romatizmall ateş
    8. kemik kırılması (yerini gösterin!)
    9. zührevi hastalık
    10. urlu bir hastalık (yerini gösterin!)

190. Ülkenizdeki hekimlerin du hastalığı nasıl adlandırdığını yazabiliyor musunuz?

191. Ameliyat olduğunuz var mı? Hangi örgeniniz ameliyat oldu?

    1. körbarsak (apandis)
    2. kalp
    3. akciğer
    4. mide
    5. ött kesesi
    6. böbrek
    7. barsak
    8. dölyatağı
    9. yumurtalık
    10. sidik torbası ya da kestanecik

192. Körbarsağınızın (apandisinizin) başka bir ameliyat dolayısıyle ortadan kaldırılıp kaldırılmadiğını biliyor musunuz?

193. Hangi zührevi hastalığınız vardı?

    1. belosğukluğu
    2. frengi
    3. başka zührevi hastalıklar

194. Kandaşlarınızın birinin kasabî yelpiği ya da alerjik bir hastalığı var mı?

14.6 Muayene

195. Şimdi sizi muayene edeceğim.
196. Lütfen ağzı açın!
197. Lütfen üst gövdenizi açın!
198. Lütfen karnınzı açın!
199. Lütfen gözlerinizi iyice açın!
200. Lütfen açık ağızla geniş nefes alıp verin!
201. Lütfen nefesinizu tutun!
202. Lütfen tamamıyle gevşeyin!
203. Şimdi karnınızı yoklayacağım. Ağrı sezince lütfen söyleyin!
204. Buranıza vurduğum zaman ağrı sezer misiniz?
205. Lütfen hareketlerimi tam bezetlemeye çalışın!
206. Şimdi ben size bir şeyler anlatacağım. Lütfen ben size işaret verdi k ten sonra tam aynı sesleri tekrarlamaya çalışın!
207. Lütfen hep parmağıma bakın!
208. Lütfen oraya kadar yürüyüp dönün!
209. Sizi anus yoluyle muayene etmem gerek.
210. Sizin dölyolunuzu muayene etmem gerek.

14.7 Tanılama niyetlerinin bildirilmesi

211. Hastalığınız hakkında daha kesin bilgi edinmek için bazı teknik inceleme yapıp laboratuvara bazı çötümleme yaptıracağız.

212. Kalbiniz hakkında daha kesin bilgi edinmek için bir elektrokardiyogram yaptıracağız.

213. Sizin beyninizin çaılşması hakkında daha kesin bilgi edinmek için bir elektroansefalogram yaptıracağız.

214. Size derece koyacağız.

215. Tansiyonunuzu ölçeceğiz.

216. Radyografinizi çıkartacağız.

217. Kulak yumuşağınızdan çözümlenmek üzere biraz kan çıkaracağız.

218. Kulunuzun toplar damarindan çözümlenme üzere biraz kan çıkaracağız.

219. Sidiğinizi çözümleteceğiz. Lütfen şu bardak içine işeyin!

220. Sidiğinizi çözümleyebilmek için sizi sondalamamız gerekir.

221. Bir froti almamızı gerekir.

222. Göz basıncınız ölçmeliyiz. Lütfen gözlerinizi iyice açıp bu cisme bakınız!

223. Sizin dışkınızı çözümlemek gerekir. Lütfen dışkınızın bir aziciğini bu tüpe koyunuz!

224. Sizin tükürüğünüzü çözümlemek gerekir. Lütfen balgamınzı öksürerek bu kap içine sökün!

14.8 Genel tanının bildirilmesi

225. Mesele,

    1. bir kemik kırılmasıdır
    2. hafif bir burkulmadır
    3. bir incinmedir
    4. bir ezilmedir
    5. bir veterin fazla gerilmesidir.

226. Bir beyin sarsılmanız var.

227. Mesele, bir yangıdır.

228. Mesele, bir çibandır.

229. Mesele, bulaşıcı bir hastalıktır.

230. Mesele, bir iç hastalığıdır. Şu örgen hastadır:

    1. kalp
    2. akciğer
    3. mide
    4. barsak
    5. öt
    6. karaciğer
    7. pankreas
    8. böbrek/sidik torbast
    9. iç üreme organları

231. Mesele, karın bölgesindeki eveğen bir hastalıktır.

232. Soğuk algınlığınız var.

233. Siz gebesiniz, herhalde ... aylık.

234. Siz çabuk iyileşeceksiniz.

14.9 Şimdiki ve sonraki tedavi hakkinda bildiriler

235. Sizi bir hastaneye göndermem gerekir.

236. Sağlık durumunuzu gözetlendirmek üzere sizi bir hastaneye göndereceğim.

237. Sizi bir mütehassıs doktora göndereceğim.

238. Sizi ambülans arabası götürecek.

239. Siz mutlaka yataktan çıkmamalısınız.

240. Yatmanız şart değildir, siz

1. koltukta oturabilirsiniz
2. oda içinde yürüyebilirsiniz
3. evden çıkabilirsiniz.

241. Sizin ameliyat olmanız gerekir. Buna razı mısınız?

242. Bir kürtaj yapmamız gerekir.

243. Size kısa süren bir bayıltma verilecek.

244. Ne zaman son defa bir şey yediniz ya da içtiniz? Lütfen saatini yazin!

245. Lütfen bu ilâcı eczaneden alın! Bu ilâç,

1. damladır
2. haptır
3. güllâçtır (çiğnenmeden yutulmalı)
4. kapsüldür (çiğnenmeden yutulmalı)
5. şuruptur
6. merhemdir.

246. İâcı, bu kâğıda yazdığım biçimde almalısınız.

247. Bu merhemi her gün ... defa sürmelisiniz.

248. Ben size damla biçiminde bir ilâç yazdIm. Lütfen her gün ... defa ... damla damlatınız!

1. göze
2. kulağa
3. burun deliklerine

249. Ilkin rejim yapmalısınız. Şu şeylerden başka bir şey yememeniz ve içmemeniz gerekir:

1. bitki çayl (papatya ya da nane menkuu)
2. peksimet
3. un çorbasi
4. tost ekmeği
5. Ben size yazılı bir yönerge vereceğim.

250. Şimdiden itibaren ... saat içerisinde lütfen bir şey yemeyin ve içmeyin!

251. Size bir mide lavmanı yapmamız gerekiyor.

252. Sizi sondalamak gerekiyor.

253. Irine bir çıkış yolu açmak için şimdi bir şak çizmeliyiz.

254. Size şimdi topik (yerel) bir bayıltma verilecek.

255. Biz size şimdi bir pansiman yapacağız.

256. Bir size bir alçı sargı yapacağız.

257. Biz yarayl diktik. İplik, ... gününde ortadan kaldırılmalı.

258. Sargı, ... gününde değiştirilmeli.

259. Bir tek söz konşumamanız ve fısıldamamanız bile gerekiyor.

260. Şimdi sızılara karşı bir iğne alacaksınız.

261. Sizi, bağışıklamak gerekiyor.

   1. kazıklı hummaya karşı
   2. kuduza karşi
   3. ... karşı

262. Herhangi bir değişme (örneğin aşırı yürek çarpıntısı, kol kaşıntısı, sıcak duygusu, gönül arlığı v.s. gibi bir değişme) sezdiğiniz anda lütfen hemen işaret veriniz!

263. Siz bulaşıksınız.

264. Sizin mutlaka hiç hiç cima etmemeniz gerekiyor!
Alkol içmemelisiniz!
Cima ettiğiniz bütün kişilerin tedavi edilmeleri gerekiyor.

265. ... gününde yine buraya geliniz!

266. Lütfen ülkenizde ... gününde doktora gidiniz!

   1. dahiliyeciye
   2. operatöre
   3. nisaiyeciye
   4. çocuk doktoruna
   5. cildiyeciye
   6. göz doktoruna
   7. kulakçıya
   8. asabiyeciye
   9. akliyeciye
   10. dişçiye

267. Ben size, doktorunuza vereceğiniz bir mektup vereceğim.

268. ... gününden itibaren sakıncasız seyahat ederek ülkenize dönebilirsiniz.

   1. trenle
   2. arabayla
   3. uçakla

269. Şimdi gidebilirsiniz.

270. Size bir taksi çağırmamızı istiyor musunuz?

271. Bekleyin lütfen! Sizi hastane arabasi eve getirecek.

Griechisch – Ελληνικά

G. Hoyer, U. Hoyer, *Ärztlicher Dolmetscher*,
DOI 10.1007/978-3-662-48739-6_15,

15.1 Γενικό βοηθητικό κείμενο γιά συνεννόηση

1. Βρίσκεστε έδῶ σέ ἰατρικό νοσηλευτικό χῶρο. Κατ᾽ ἀρχήν θά σᾶς ὑποβαλλω μερικές ἐρωτήσεις καί μετά θά σᾶς ἐξετάσω.
2. Στίς ἐρωτήσεις ἀπαντεῖστε παρακαλῶ μέ ἕνα ναί (κουνώντας καταφατικά τό κεφάλι σας) ἤ μέ ἕνα ὄχι (κουνώντας άρνητικά τό κεφάλι σας)΄.
3. Γράψτε παρακαλῶ τήν ἀπάντηση σ᾽αὐτό τό χαρτί΄.
4. Σέ τούτη τήν ἐρώτηση ὑπάρχουν περισσότερες δυνατότητες ν᾽ἀπαντήσετε. Πρίν ἀπό τήν καθε δυνατότητα μπαίνει καί ὁ ἀνάλογος ἀριθμός Δεῖξτε παρακαλῶ τόσα δάχτυλα ὅσα ἀντιστοιχοῦν στόν καθορισμένο ἀριθμό΄.
5. Ὅλες οἱ ἐρωτήσεις ἰσχύουν προφανῶς γιά τό ἄρρωστο παιδί σας.
6. Ἡσυχᾶστε παρακαλῶ.Ἐμεῖς θά σᾶς βοηθήσουμε.
7. Δεῖξτε παρακαλῶ, ποῦ΄.
8. Πόσες φορές τήν ἡμέρα τό παρατηρεῖτε αὐτό; Δεῖξτε παρακαλῶ τόσα δάχτυλα ὅσες φορές τήν ἡμέρα τό παρατηρεῖτε΄.
9. Πότε συνέβηκε αὐτό; Γράψτε μας παρακαλῶ τήν ἡμερομηνία (ἐνδεμένως καί τό χρόνο)΄.
10. Πόρον καιρό ἤδη; Γράψτε παρακαλῶ τήν ἡμερομηνία (ἐνδεχομένως καί τό χρόνο)΄.
11. Εἴχατε καί ἄλλη φορά τά συμπτώματα τῆς ἀσθένειας πού μᾶς περιγράφψτε τελευταῖα;
12. Ὁδηγήσατε τό αὐτοκίνητό σας ὑπό τήν ἐπίδραση τοῦ ἀλκοόλ. Πρέπει νά σᾶς ὑποβάλλω μερικές ἐρωτήσεις καί νά σᾶς πάρω αἷμα γιά ἐξέταση.

15.2 Προσωπικά στοιχεῖα

13. Πῶς ὀνομάζεστε (ἐπώνυμο, ὄνομα);
14. Ἀπό ποιά χώρα εἶστε;
15. Πότε γεννηθήκατε;
16. Ποῦ κατοικᾶτε στήν πατρίδα, σας;
17. Ποῦ κατοικᾶτε στή χώρα μας;
18. Μένει κανείς ἐδῶ πού νά τόν γνωρίζετε;
19. Ποιόε ἶναι τό ἐπώνυμο καί ποιά ἡ σύσταση τοῦ πλησιέστερου συγγενή σας;
20. Μήπως ἐπιθυμεῖτε νά στείλουμε ἕνα μήνυμα στούς συγγενεῖς σας;
21. Μήπως ἐπιθυμεῖτε νά στείλουμε ἕνα μήνυμα στήν Πρεσβεία σας/στό Προξενεῖο σας στό Βερολίνο;
22. Μήπως ἐπιθυμεῖτε νά εἰδοποιήσουμε κάποιον τηλεφωνικῶς γιά τήν ἀσθένειά σας;

23. Γράψτε παρακαλῶ τό κείμενο τοῦ.
24. Εἶστε ἀσφαλισμένος ἔναντι ἀσθενείας;
25. Γρᾶψτε μας σᾶς παρακαλῶ τήν ὀνομασία καί τή σύσταση τοῦ ἀσφαλιστικοῦ σας ἱδρύματος'.
26. Πότε ἤρθατε στή χώρα μας;
27. Πόσον καιρό θά μείνετε στήν πόλη μας;
28. Πόσον καιρό θά μείνετε στή χώρα μας;
29. Δεῖξτε μου σᾶς παρακαλῶ τήν ταυτότητά σας/τό διαβατήριό σας'.
30. Ἀνήκετε μήπως σέ καμιά διπλωματική ἀντιπροσώπευση;

15.3 Ἱστορικό ἀσθένείας (γενική ἀνάμνηση)

31. Ἀρρωστήσατε τελείως ἀπότομα;
32. Ἀπό πότε εἶστε ἄρρωστος; Δεῖξτε τόσα δάχτυλα ὅσες βδομάδες εἶστε ἄρρωστος'.
33. Εἴχατε ἤδη καί προηγούμενα τέτοια ἀσθένεια;
34. Δεῖξτε παρακαλῶ μέ τό δάχτυλό σας τό σημεῖο τοῦ σώματός σας στό ὁποῖο διαπιστώσατε κατ'ἀρχήν τήν ἀσθένεια (τήν ἐνόχληση)'.
35. Πήγατε μήπως τόν τελευταῖο καιρό σέ ἄλλες χῶρες; Ἄν ναί, γράψτε παρακαλῶ τήν ἡμερομηνία καί τή χώρα στήν ὁποία παραβρεθήκατε'.
36. Παίρνετε τακτικά φάρμακα;
37. Μπορεῖτε νά μᾶς δείξετε τά φάρμακα πού παίρνετε;
38. Βρίσκεστε ὑπό τακτική ἰατρική νοσηλεία; Ἄν ναί, γιά ποιό λόγο;
    1. Καρδιά
    2. Πνεύμονες
    3. Στομάχι/έντερο
    4. Συκώτι/χολή
    5. Νεφρά καί οὐροδόχο κύστη
    6. Ὑπογάστριο καί γεννητικά ὄργανα
    7. Ὀφθαλμοί
    8. Ὠτορινολαρυγγολογικά
    9. Δερματικά
    10. Νευροπάθεια/ψυχοπάθεια
39. Εἴχατε πυρετό; Ἄν ναί, γρᾶψτε παρακαλῶ πόσος ἦταν ὁ ὑψηλότερος πυρετός πού μετρήσατε καί πότε συνέβηκε αὐτό'.
40. Αἰσθανθήκατε ἐξαντλημένος καί κατάκοπος;
41. Περάσατε κατά τή διάρκεια τῶν τελευταίων βδομάδων καμιά μολυσματική ἄσθένεια μέ πυρετό;
42. Ἔχετε πόνους;
43. Δεῖξτε μέ τό δάχτυλό σας τό μέρος πού σᾶς πονάει'..

44. Πῶς παρουσιάστηκαν οἱ πόνοι αὐτοί;

   1. τελείως ἀπότομα καί πολύ δυνατοί
   2. σιγά-σιγά, ἀλλά γίνονταν ὅλο καί τιό δυνατοΐ
   3. ἀπότομα, μέ σπασμούς, μεταβαλλόμενοι

45. Πρός ποιά σημεῖα ἀκτινοβολοῦν οἱ πόνοι αὐτοί;

46. Ἔχετε συχνά πονοκέφαλο;

47. Κοιμᾶστε καλά;

48. Ἔχετε ἀνορεξία;

49. Ἔχετε ἀναγούλα;

50. Ὑποφέρετε ἀπό ζαλάδες;

51. Αἰσθάνεστε νά ἔχετε μόνιμα ζαλάδες;

52. Αἰσθάνεστε νά βοΐζουν τά αὐτιά σας;

53. Λιποθυμᾶτε καμιά φορά;

54. Αἰσθάνεστε φαγούρα στό δέρμα σας;

55. Εἴχατε τόν τελευταῖο καιρό συχνούς παροξυσμούς καί εἴσαστε εὐερέσθητος;

56. Εἴχατε διαταράξεις; Ἐπαγγελματικές ἤ οἰκογενειακές διαφωνίες;

57. Εἴχατε ἤδη καμιά φορά νευροπληξία;

58. Χάσατε τόν τελευταῖο καιρό ἀπό τό βάρος σας; Γράψτε παρακαλῶ

   1. πόσα κιλά
   2. σέ πόσον καιρό;

59. Εἴχατε ἤδη καμιά φορά καμιά ἀλλεργική ἀντίδραση;

60. Εἶστε σέ ὁ, τιδήποτε ὑπερευαίσθητος;

   1. σέ φάρμακα
   2. σέ σαπούνι ἤ καλλιντικά
   3. σέ συγκεκριμένα φυτά [π. χ. στήν ἀνεμόνη)
   4. σέ συγκεκριμένα τρόφιμα (π. χ. στό ψάρι)

61. Σᾶς πιάνει τήν ἄνοιξη/καλοκαίρι ἀλλεργικό συνάχι (συνάχι χόρτου);

62. Σᾶς ἔπιανε παλιότερα ἐπιληψία;

63. Γνωρίζετε τήν ὁμάδα τοῦ αἵματός σας;

64. Ποιές μολυσματικές ἀσθένειες πέρασε τό παιδί σας;

   1. Ἰλαρά
   2. Ὀστρακιά
   3. Παρωτίτιδα
   4. Ἐρυθρά
   5. Διφθερίτιδα
   6. Εὐλογιά
   7. Ἀνεμοβλογιά

65. Ἐνάντια σέ ποιές ἀσθένειες ἔγιναν προφυλακτικά ἐμβόλια στό παιδί σα

    1. Τέτανο
    2. Κοκκίτη
    3. Διφθερίτιδα
    4. Εὐλογιά
    5. Ἱλαρά
    6. Φυματίωση
    7. Πολιομυελίτιδα
    8. Κίτρινο πυρετό
    9. Ἄλλες ἀσθένειες

66. Πρίν πόσες ὥρες ἤπιατε τό τελευταῖο ἀλκοόλ;

67. Τί ἤπιατε;

    1. Μπύρα
    2. Κρασί ἤ σαμπάνια
    3. Ρακί

68. Δεῖξτε τόσα δάχτυλα ὅσα ποτήρια ἤπιατε΄.

69. Φάγατε κάτι;

    1. πρίν,
    2. κατά τή διάρκεια,
    3. μετά τό ἀλκοόλ;

15.4 Ἱστορικό ἀσθενείας (εἰδική ἀνάμνηση)

70. Εἴχατε μήπως καρδιακή προσβολή;

71. Σᾶς ἔπιασε μήπως ἀπότομα κρύος ἱδρώτας;

72. Ἔχετε τό συναίσθημα τοῦ φόβου, τῆς ἀγωνίας;

73. Νοιώσατε μήπως τό «φόβο τοῦ θανάτου» ἤ δέν αἰσθανθήκατε κας τόσο ἄσχημα;

74. Αἰσθάνεστε συχνά κατάθλιψη, σάν κάτι νά σᾶς πνίγει μέσα στό στῆθοί σας;

75. Λαχανιάζετε γρήγορα;

76. Πάσχετε ἀπό δύσπνοια;

    1. σέ κατάσταση ἀνάπαυσης
    2. ὅταν περπατᾶτε
    3. ὅταν ἀνεβαίνετε τίς σκάλες ἤ ὅταν κουράζεστε περισσότερο σωματικά
    4. τή νύχτα ὕστερα ἀπό μερικές ὧρες ὕπνο, βελτιώνεται ἡ κατάσταση αὐτή ὅταν καθίσετε;

77. Εἴχατε τόν τελευταῖο καιρό πρισμένες γάμπες;

78. Πότε πρίστηκαν οἱ γάμπες σας; Δεῖξτε τόσα δάχτυλα ὅσους μῆνες εἶνα πρισμένες οἱ γάμπες σας΄.

79. Οἱ γάμπες σας πρίζονται μόνο τά βράδια;

80. Σηκώνεστε τή νύχτα νά οὐρήδετε; Πόσες φορές; Δεῖξτε παρακαλῶ μέ τά δάχτυλά σας πόσες φορές΄:

81. Ὁ σφυγμός σας πῶς εἶναι;

   1. πολύ γρήγορος (πάνω ἀπό 120 χτύπους στό λεπτό)
   2. πολύ ἀργός (κάτω ἀπό 35 χτύπους στό λεπτό)

82. Αἰσθάνεστε καμιά φορά τήν καρδιά σας νά μήν χτυπάει κανονικά;

83. Ἀρρωστήσατε ποτέ ἀπό τήν καρδιά σας; Ἄν ναί, ἀπό ποιά ἀσθένεια συγκεκριμένα;

   1. Φλεγμονή
   2. Ἔμφραγμα
   3. Γνωρίζετε τό λάθος ἤ τήν ἀνεπάρκεια τῆς καρδιᾶς σας;

84. Σᾶς εἶναι γνωστό ἄν ἔχετε;

   1. χαμηλή πίεση τοῦ αἵματος (ὑποτονία)
   2. ὑψηλή πίεση τοῦ αἵματος (ὑπέρταση)

85. Ἔχετε διάρροια; Πόσες φορές τήν ἡμέρα;

86. Αλλιῶς ἡ κένωση γίνεται κανονικά;

87. Πῶς εἶναι τά κόπρανά σας;

   1. μέ κανονική μοςφή
   2. πολύ σκληρά
   3. σάν ἀραιός χυλός
   4. ὅπως τό νερό?

88. Φάγατε τίποτα πού θά μποροῦσε κανείς σ' αὐτό ν'ἀποδώσει τά σνμπτώματα τῆς ἀσθένειας;

   1. κονσέρβες
   2. ψάρια
   3. χαλασμένο κρέας ἤ χαλασμένα ἀλαντικά
   4. μανιτάρια
   5. ἤπιατε μήπως μεγάλη ποσότητα ἀλκοόλ;

89. Οἱ πόνοι αὐτοί ἐξαρτοῦνται ἀπό τό φαγητό πού τρῶτε; Ἄν ναί, πότε παρουσιάζοντια;

   1. ἀμέσως μετά τό φαγητό
   2. ἀφοῦ περάσει ὁρισμένη ὥρα μετά τό φαγητό

90. Ἔχετε πόνους ὅταν εἶστε νηστικός;

91. Ἔχετε πότε-πότε ξυνίλες;

92. Ἔχετε συχνά φουσκομάρες;

93. Βγάζετε κανονικά τά ἐέρια ;

94. Κάνατε ἐμετό; Πόσες φορές

95. Αὐτά πού βγάλατε κατά τόν ἐμετό ἦταν μαῦρα;

96. Νοιώθετε ἀποστροφή ἀπέναντι σέ ὁποιαδήποτε βαγητά;

   1. λιπαρό κρέας
   2. μτιζέλια, λάχανο;

97. Πότε εἴχατε τήν τελευταία κένωση; Δεῖξτε τόσα δάχτυλα ὅσες ὧρες πέρασαν ἀπό τότε πού κάνατε γιά τελευταία φορά τήν ἀνάγκη σας΄.

98. Τί χρῶμα εἶχαν τά τελευταῖα σας κόπρανα;

    1. κανονικό
    2. κανονικό σκοῦρο μέ κοκκινωπά ὑπολλείμματα
    3. κανονικό σκοῦρο μέ βλεννώδη ὑπολλείμματα
    4. μαῦρο
    5. ἀσπρόγκριζο

99. Μεγάλωσε τόν τελευταῖο καιρό ἡ περίμετρος τῆς κοιλιᾶς σας;

100. Εἴχατε καμιά φορά ἕλκος τοῦ στομάχου;

101. Ξέρετε μήπως ἄν ἔχετε

    1. πέτςες στή χολή
    2. πέτςες στά νεφρά;

102. Σάς ἔπιασε τόν τελευταῖο καιρό κολικός πόνος;

    1. στή χολή
    2. στά νεφρά;

103. Ἀπό πότε εἶναι κυιτρνωπό τό δέρμα σας; Δεῖξτε τόσα δάχτυλα ὅσες μέρες εἶναι τό δέρμα σας κιτρινωπό΄.

104. Ἔχετε βήχα;

105. Πονᾶτε ὅταν βήχετε;

106. Αἰσθάνεστε πόνο ὅταν ἀναπνέετε;

107. Φτύνετε ὅταν βήχετε; Ἄν ναί, τἴ χρῶμα ἔχει τό πτύελο;

    1. ἀσπρόγκριζο
    2. κιτρινοπράσινο
    3. γκρίζο μέ κοκκινωπό πρόσμιγμα
    4. ἀνοιχτό κόκκινο καί ἀφρῶδες
    5. σκοῦρο κόκκινο

108. Πότε οὐρήσατε γιά τελευταία φορά; Δεῖξτε τόσα δάχτυλα ὅσες ὧρες πέρασαν ἀπό τότε΄.

109. Ὅταν θέλετε νά οὐρήσετε πρέπει νά περιμένετε ἕνα ὁρισμένο χρονικό διάστημα μέχρι πού νά ἔρθουν τά οὖρα;

110. Τί χρῶμα ἔχουν τά οὖρα σας;

    1. ἀνοιχτό
    2. σκοῦρο κίτρινο
    3. κοκκινωπό
    4. τό χρῶμα τῆς μπύρας

111. Αἰσθάνεστε πόνο ἤ καψίλα ὅταν οὐρεῖτε;

112. Αἰσθάνεστε τήν ἀνάγκη νά οὐρεῖτε πιό συχνά ἀπ'ὅ, τι ἄλλοτε, ἐνῶ τά οὖρα εἶναι λιγοστά;

113. Πάσχουν ὁ πατέρας σας, ἡ μητέρα σας ἤ τ'ἀδέρφια σας ἀπό ζαχαροδιαβήτη ;

114. Εἴχατε τόν τελευταῖο καιρό πιό δυνατό τό συναίσθημα τῆς δίψας;

115. Μέ τί θεραπεύετε τό ζαχαροδιαβήτη σας;

    1. μέ ἐνέσεις ἰνσουλίνης
    2. μέ χάπια
    3. μόνο μέ δίαιτα

116. Μετά τήν τελευταία ἔνεση ἰνσουλίνης φάγατε κανονικά;

117. Πῶς παρουσιάστηκε ὁ πόνος στό πόδι σας;

    1. τελείως ἀπότομα, ξαφνικά
    2. σιγά-σιγά;

118. Βελτιώνονται οἱ πόνοι ὅταν κρεμᾶτε τό πόδι σας πρός τά κάτω;

119. Χόντρινε ὁ λαιμός σας τυόν τελεταῖο καιρό;

120. Πέσατε μήπως κάπου καί χτυπήσατε;

121. Προσπαθεῖστε παρακαλῶ νά μᾶς πεῖτε πῶς ἀκριβῶς ἔγινε τό ἀτύχημα.΄.

122. Μπορεῖτε μήπως νάθυμηθεῖτε ἀκριβῶς ὅλες τίς λεπτομέρειες τοῦ ἀτυχήματος;

123. Μήπως εἴσασταν ἀναίσθητος;

124. Μήπως κοπήκατε;

125. Μήπως πιεστήκατε καί μωλωπιστήκατε;

126. Μήπως σᾶς χτύπησαν;

127. Δεχτήκατε μήπως κανένα χτύπημα στήν κοιλιά;

128. Εἴχατε μήπως αὐτοκινητιστικό δυστύχημα;

129. Πῶς συμμετείχατε στό συδτύχημα αὐτό;

    1. σάν πεζός
    2. σάν ποδηλατιστής
    3. σάν μοτνηυκλετιστής
    4. σάν ὁδηγός αὐτοκινήτου

130. Ὁ ἄλλος πού συμμετεῖχε στό δυστύχημα τί ἦταν;

    1. πεζός
    2. ποδηλατιστής
    3. μοτοσυκλετιστής
    4. ὁδηγός αὐτοκινήτου
    5. τράμ
    6. σιδηρόδρομος

131. Εἴχατε σοβαρή αἱμορραγία;

132. Κοιτᾶξτε τό δοχεῖο πού σᾶς δείχνουμε΄. Τό αἷμα πού χάσατε ἦταν περισσότερο ἀπ᾿αὐτό;

133. Σᾶς δάγκωσε μήπως κανένα ζῶο;

    1. σκύλος
    2. γάτα
    3. φίδι
    4. ἀλεποῦ ἤ ἄσβος
    5. ἄλλο ζῶο

134. Μήπως καΐκατε ἤ ζεματιστήκατε;

135. Μήπως τό ἄρρωστο ἄκρο ἔχει ξεπαγιάσει;

136. Εἴχατε τήν τελευταία βδομάδα κανέναν τραυματισμό (ἔστω καί τόν παραμικρό);

137. Ἔχετε κάνει ἐμβόλιο κατά τοῦ τετάνου;

138. Ἔχετε νά μᾶς δείξετε τό ἀποδεικτικό τοῦ ἐμβολίου αὐτοῦ;

139. Σᾶς ἔκαναν ποτέ ἔνεση μέ ὀρό ἀπό ζῶο;

    1. ἀπό ἄλογο
    2. ἀπό βόδι
    3. ἀπό πρόβατο
    4. ἀπό ἄλλο ζῶο

140. Παρουσιάστηκε ὁ πόνος αὐτός κατά τή διάρκεια μιᾶς ἀσυνήθιστης κίνησης τοῦ σώματος ἤ ὅταν σηκώσατε ἀπότομα κανένα βάρος;

141. Ἔχετε συχνά αἱμορραγία ἀπό τή μύτη;

142. Τρέχει μήπως τό αὐτί σας;

143. Αἰσθανθήκατε ἀπότομα ἐνοχλήσεις στήν ἀκοή σας; Ἄν ναί, δεῖξτε παρακαλῶ σέ ποιό αὐτί΄.

144. Παρατηρήσατε μήπως νά δακρύζετε περισσότερο ἀπό ἄλλοτε;

145. Αἰσθάνεστε καμιά πίεση στά μάτια σας;

146. Πέστε μου τά νούμερα πού σᾶς ἔγραψα, δείχνοντάς μου τόν ἀνάλογο ἀριθμό τῶν δαχτύλων σας΄.

147. Μήπως πετάχτηκε τίποτε στά μάτια σας; Τί συγκεκριμένα;

    1. ὀξέα
    2. ἀλκαλικό διάλυμα
    3. ἄγνωστο ὑγρό

148. Εἴχατε ἐνοχλήσεις στήν ὅρασή σας (σκοτινιάζουν τά μάτια σας);

149. Τή γραφή αὐτή μπορεῖτε νά τή διακρίνετε καθαρά;

150. Τά βλέπετε μήπως ὅλα διπλά;

151. Μᾶπως σῆς τσίμπησε κανένα ἔντομο;

152. Ἤρθατε μήπως τόν τελευταῖο καιρό σέ ἐπαφή μέ κανένα νέου εἴδους ὑλικό;

    1. φάρμακα
    2. λουλούδια (π. χ. ἀνεμόνες)
    3. τσάϊ ἀπό βότανα, λικέρ ἀπό βότανα
    4. ὑλικά πού ἔχουν σχέση μέ τό ἐπάγγελμά σας (λάδια, λίπη, διαλυτικά μέσα, μπογιές κλπ.);

153. Πότε εἴχατε τήν τελευταία σεξουαλική ἐπαφή;

154. Τί αἰσθανθήκατε κατ᾽ἀρχήν;

    1. πόνο ὅταν οὐρήσατε
    2. ἐκροή ἀπό τόν οὐρητήρα
    3. σχηματισμό ἀποστήματος
    4. πόνους στό βουβωνικό χῶρο (στό χῶρο τῆς κήλης)

155. Πότε εἴχατε τήν τελευταία γυναικολογική ἐξέταση;

156. Ἔχετε ἐκροή ὑγρῶν ἀπό τόν κολεό (τόν κόλπο);

157. Σᾶς ἔρχετε κανονικά ἡ περίοδος; Γράψτε παρακαλῶ

    1. κάθε πόσες μέρες
    2. πόσες μέρες διαρκεῖ

158. Ἔχετε πάντοτε πολύ δυνατή αἱμορραγία κατά τήν περίοδό σας;

159. Ποιά μέρα ἄρχισε ἡ τελευταία σας περίοδο;

160. Παίρνετε ἀντισυλληπτικά; (χαπάκια);

161. Ὑπάρχει ἐνδεχόμενο νά εἶστε ἔγκυος;

162. Μήπως εἶστε ἔγκυος;

163. Σέ ποιό μήνα τῆς ἐγκυμοσύνης εἶστε;

164. Πότε εἶναι ἡ προβλεπόμενη προθεσμία τοῦ τοκετοῦ (τῆς γέννας);

165. Ἀπό πότε αἰσθάνεστε τίς κινήσεις τοῦ παιδιοῦ;

166. Παρατηρήσατε μήπως τόν τελευταῖο καιρό νά ἔχει πέσει λιγάκι ἡ κοιλιά σας; Πότε συνέβηκε αὐτό;

167. Ἀπό πότε ἔχετε αἱμορραγία;

168. Θέλετε νά κρατήσετε ὁπωσδήποτε τήν ἐγκυμοσύνη σας;

169. Πόσα παιδιά ἔχετε;

170. Πόσες ἀποβολές κάνατε;

171. Οἱ προηγούμενοι τοκετοί ἔγιναν χωρίς ἐπιπλοκές;

172. Εἴχατε μήπως σέ προηγούμενο τοκετό:

1. πολύ ἀδύνατους πόνους
2. καισαρική τομή
3. ἐπέμβαση μέ ἐργαλεῖα (λαβίδα, ἐμβρυουλκο κενοῦ)
4. αἰδιοτομή (ἐπισειοτομία)
5. ἐπιγενή αἱμορραγία

173. Ξέρετε τήν ὁμάδα τοῦ αἵματος ἀπό τόν πατέρα τοῦ παιδιοῦ σας;

174. Τίς τελευταῖες βδομάδες τῆς ἐγκυμοσύνης σας εἴχατε μήπως:

1. αἱμορραγίες
2. πονοκέφαλους
3. ἐνοχλήσεις στήν ὅραση (θάμπωμα ματιῶν, ζαλάδες)
4. ὑψηλή πίεση (ὑπέρταση)
5. πρισμένα πόδια
6. κιτρίνισμα τοῦ δέρματος;

175. Ἀπό πότε ἔχετε κανονικούς πόνους;

176. Κάθε πόσα λεπτά ἔρχονται οἱ πόνοι;

177. Ἔτρεξε ἤδη τό ἀμνιακό ὑγρό;

178. Αἰσθάνεστε τίς κινήσεις τοῦ παιδιοῦ σας;

179. Ὅτανθά σᾶς δώσουμε σινιάλο νά πάρετε βαθιά εἰσπνοή καί νά σφιχτεῖτε΄.

180. Τό παιδί σας εἶναι καλά.

181. Πάθατε μήπως ἠλεκτροπληξία;

182. Κάνατε μήπως πολύ ὥρα ἡλιοθεραπεία;

183. Ἤπιατε μήπως κατά λάθος κανένα ἄγνωστο ὑγρό;

184. Μήπως ἔχετε ὑπόψη σας τί ὑγρό ἤπιατε;

1. 1 ὀξέα
2. ἀλκαλική διάλυση
3. χημικό μέσο οἰκιακῆς χρήσης

185. Κατάπιατε μήπως μεγάλη ποσότητα φαρμάκων;

186. Κατάπιατε μήπως:

1. ὑπνωτικά καί καταπραϋντικά
2. παρυσίπονα
3. φάρμακα γιά τήν καρδιά
4. ἄλλα φάρμακα

187. Θελήσατε μήπως νάθέσετε μόνος σας τέρμα στή ζωή σας;

15.5 Συγκεκριμένο ἱστορικό ἀσθενείας (ἀνάμνηση)

188. 188 Σέ περίπτωση πού πάσχετε ἀπό κάποιᾶ ἀπό τίς παρακάτω ἀσθένειε δεῖξτε μας παρακαλῶ τόσα δάχτυλα ὅσες ἀσθένειες σᾶς ἀφοροῦν. Ἀ καμιά ἀπό τίς ἀσθένειες αὐτές τήν περάσατε παλιότερα, τότε γράψτ μας τήν ἀνάλογη χρονολογιᾶ΄.

1. φυματίωση πνευμόνων
2. βρογχικό ἆσθμα
3. χρονία βρογχίτιδα
4. ἕλκος στομάχου καί δωδεκαδακτύλου
5. πάθηση τῆς χολησόχου κύστης
6. πάθηση τοῦ παγκρέατος
7. ζαχαροδιαβήτη
8. θρόμβωση
9. ἐμβολή
10. ἔκδηλη αἱμορραγία

189. Ἀκολουθοῦν ἀκόμα μερικές ἀσθένειες:

1. γλαύκωμα
2. καρδιοπάθεια
3. διαταραχή τῆς κυκλοφορίας τοῦ αἵματος στόν ἐγκέφαλο
4. ἐπιληψία ἤ ἄλλες σπασμικές παθήσεις
5. ἀλλεργία
6. πάθηση τοῦθυρεοειδῆ ἀδένα
7. ρευματικό πυρετό
8. κάταγμα (δεῖξτε ποῦ΄.)
9. ἀφροδίσια νοσήματα
10. ὄγκο (δεῖξτε ποῦ΄.)

190. Μπορεῖτε μήπως νά μᾶς γράψετε πῶς ὀνομάζουν οἱ γιατροῖ στή χώρα σας τήν ἀσθένεια αὐτή;

191. Ἐγχειρηστήκατε καμιά φορά; Σέ τί;

1. σκοληκοειδίτιδα
2. καρδιά
3. πνεύμονες
4. στομάχι
5. χοληδόχο κύστη
6. νεφρά
7. ἔντερο
8. μήτρα
9. ωοθῆκες
10. οὐροδόχο κύστη ἤ προστάτη

192. Μήπως ἔχετε ὑπόψη σας ἄν κατά τή διάρκεια ἄλλης ἐγχείρησης σᾶς ἀφαίρεσαν καί τό σκοληκοειδή ἐξάρτημα;

193. Τί ἀφροδίσια νοσήματα εἴχατε;

1. βλεννόρροια
2. σύφιλη
3. ἄλλα ἀφροδίσια νοσήματα

194. Ἔχει κανείς ἀπό τούς συγγενεῖς σας (συγγενεῖς ἐξ αἵματος) βρογχικό ἄσθμα ἤ ἄλλη ἀλλεργική πάθηση ;

15.6 Ἐξέταση

195. Θἄθελα τώρα νά σᾶς ἐξετάσω.

196. Ἀνοῖξτε παρακαλῶ τό στόμα σας΄.

197. Ἐλευθερῶστε παρακαλῶ τό πάνω μέρος τοῦ σώματός σας΄.

198. Ἐλευθερῶστε παρακαλῶ τήν κοιλιά σας΄.

199. Ἀνοῖξτε παρακαλῶ τά μάτια σας ὅσο μπορεῖτε περισσότερο΄.

200. Ἀναπνεῦστε καί ἐκπνεῦστε βαθιά μέ ἀνοιχτό τό στόμα΄.

201. Κρατεῖστε παρακαλῶ τήν ἀναπνοή σας΄.

202. Ἀφεῖστε το παρακαλῶ τελείως χαλαρό΄.

203. Θά σᾶς πατήσω τώρα ἐλαφρά τόν κοιλιακό χῶρο. Πέστε μου παρακαλῶ ἄν πονέσετε΄.

204. Πονᾶτε ὅταν σᾶς χτυπάω στό σημεῖο αὐτό;

205. Προσπαθεῖστε παρακαλῶ νά ἐπαναλάβετε μέ ἀκρίβεια τίς κινήσεις μου΄.

206. Τώραθά προφέρω κάτι ἐγώ καί ὅταν δᾶς τό ζητήσω νά τό ἐπαναλάβετε παρακαλῶ φωναχτά΄.

207. Κοιτάζετε παρακαλῶ ἀδιάκοπα στό δάχτυλό μου΄.

208. Περπατεῖστε παρακαλῶ μέχρι ἐκεῖνο τό σημεῖο καί ξαναεπιστρέψτε΄.

209. Πρέπει νά σᾶς ἐξετάσω ἀπό τόν πρωκτό (τήν ἕδρα)΄.

210. Πρέπει νά σᾶς ἐξετάσω ἀπό τόν κολεό (τόν κόλπο)΄.

15.7 Ἐνημέρωση για τά διάγνωση

211. Γιά τήν ἀκριβέστερη διάγνωση τῆς ἀσθένειάς σας πρέπει νά διεξάγουμε ἀκόμα μερικές τεχνικές καί ἐργαστηριακές ἐξετάσεις.

212. Γιά νά ἐκτιμήσουμε καλύτερα τήν κατάσταση τῆς καρδιᾶς σας πρέπε νά βγάλουμε ἕνα ἠλεκτροκαρδιογράφημα.

213. Γιά νά ἐκτιμύήσουμε καλύτερα τή λειτουργία τοῦ ἐγκεφάλου σας πρέπει νά κάνουμε μιά ἐγκεφαλογραφία.

214. Θέλουμε νά μετρήσουμε τήθερμοκρασία τοῦ σώματός σας.

215. Θέλουμε νά μετρήσουμε τήν πίεση τοῦ αἵματός σας.

216. Θέλουμε νά σᾶς κάνουμε μιά ἀκτινογραφία.

217. Θέλουμε νά πάρουμε λίγο αἷμα ἀπό τό λοβό τοῦ αὐτιοῦ σας γιά νά τό ἐξετάσουμε.

218. Θέλουμε νά πάρουμε λίγο αἷμα ἀπό τή φλέβα τοῦ βραχίωνά σας γιά νά τό ἐξετάσουμε.

219. Θέλουμε νά ἐξετάσουμε τά οὖρα σας. Οὐρεῖστε παρακαλῶ σέ τοῦτο τό δοχεῖο΄.

220. Θέλουμε νά ἐξετάσουμε τά οὖρα σας καί γιά τό σκοπό αὐτό χρειάζεται νά σᾶς κάνουμε ἕναν καθετηριασμό.

221. Θέλουμε νά σᾶς πάρουμε λίγο ἐπίχρισμα (ἔκκριμα) γιά διαπίστωση παθογόνων μκιροβίων καί γιά μικροσκοπική ἐξέταση.

222. Θέλουμε νά μετρήσουμε τήν πίεση τῶν ὀφθαλμῶν σας. Ἀνοῖξτε παρακαλῶ ὅσο μπορεῖτε πιό πολύ τά μάτια σας καί κοιτᾶξτε σ'αὐτό ἐδώ τό ἀντικείμενο΄.

223. Πρέπει νά ἐξεταστοῦν τά κόπρανά σας. Προσπαθεῖστε παρακαλῶ νά κάνετε μιά μικρή δόση σ'αὐτό ἐδῶ τό σωληνάριο΄.

224. Πρέπει νά ἐξεταστεῖ τό πτύελό σας. Βῆξτε παρακαλῶ καί φτῦστε τό περιεχόμενο σ'αὐτό ἐδῶ τό δοχεῖο΄.

15.8 Ἐνημέρωση ὕστερα ἀπό ἐκτενή διάγνωση

225. Πρόκειται περί:

1. κατάγματος
2. μωλωπίσματος
3. στραμπουλίσματος (ἐξάρθρωση)
4. σύνθλιψης (θλαστικοῦ τραύματος)
5. τανύσματος (διάτασης)

226. Πάθατε μιά ἐγκεφαλική διάσειση.

227. Πρόκειται περί φλεγμονῆς.

228. Πρόκειται περί ἀποστήματος.

229. Πρόκειται τερί μολυσματικῆς ἀσθένειας.

230. Πρόκειται περί ἐσωτερικῆς ἀσθένειας.Ἔχει πειραχτεῖ τό ἀκόλουθο ὄργανο:

1. ἡ καρδιά
2. οἱ πνεύμονες
3. τό στομάχι
4. το ἔντερο
5. ἡ χολή
6. τό συκώτι
7. τό πάγκρεας
8. τά νεφρά/ἡ οὐροδόχος κύστη
9. τά ἐσωτερικά γεννητικά ὄργανα

231. Πρόκειται περί ὀξείας πάθησης στήν περιτοναϊκή κοιλότητα (κοιλιακό χῶρο).

232. Πάθατε κρυολογική μόλυνση.

233. Εἶστε ἔγκυος, πιθανόν στόν . . . μήνα.

234. Γρήγοραθά γίνετε πάλι καλά.

15.9 Ἐνημέρωση γιά τάθεραπευτικά μέτρα καί τήν παραπέρα νοσηλεία

235. Πρέπει νά σᾶς παραπέμψω σέ ἕνα νοσοκομεῖο.

236. Γιά τήν παραπέρα παρακολούθηση πρέπει νά σᾶς στείλω σέ νοσοκομεῖο

237. Θά σᾶς παραπέμψω σέ ἕναν εἰδικό γιατρό.

238. Θά σᾶς μεταφέρουμε μέ νοσοκομειακό μέσο.

239. Ἐπιβάλλεται νά τηρήσετε αὐστηρή ἀνάπαυση στό κρεβάτι.

240. Δέν χρειάζεται νά μείνετε στό κρεβάτι ἀλλά μπορεῖτε:

1. νά κάθεστε στήν πολυθρόνα
2. νά κινεῖστε μέσα σ τό δωμάτιο
3. νά βγαίνετε καί ἔξω ἀπό τό σπίτι

241. Πρέπει νά ἐγχειρηστεῖτε. Δίνετε τή συγκατάθεσή σας;

242. Πρέπει νά σᾶς κάνουμε ἀπόξεση.

243. Θά σᾶς κάνουμε μιά μικρή νάρκωση.

244. Πότε φάγατε ἤ ἤπιατε γιά τελευταία φορά; Γράψτε παρακαλῶ τό συγκεκριμένη ὥρα.

245. Προμηθευτεῖτε παρακαλῶ τό φάρμακο αὐτό ἀπό τό φαρμακεῖο. Πρόκειται περί:

1. σταγόνων
2. δισκίων
3. χαπιῶν-ντραζέ (καταπίνονται ὁλόκληρα)
4. κάψουλων (καταπίνονται ὁλόκληρες)
5. χυμοῦ
6. ἀλοιφῆς

246. Πρέπει νά παίρνετε τά φάρμακα ἔτσι ὅπως σᾶς ἔγραψα ἐγώ πάνω σ'αὐτό τό χαρτάκι.

247. Πρέπει νά ἐπαλοίφετε τήν ἀλοιφή . . . φορές τήν ἡμέρα.

248. Σᾶς ἔγραφα σταγόνες. Σταλᾶξτε παρακαλῶ … φορές τήν ἡμέρα ἀπό . σταγόνες:

1. στό μάτι
2. στό αὐτί
3. στή μύτη

249. Πρέπει κατ'ἀρχήν νά κάνετε δίαιτα. Ἐπιτρέπεται νά πίνετε καί νά τρῶτε:

1. τσάϊ (ἀπό χαμομῆλι ἤ μέντα)
2. παξιμάδι
3. ἀλευρόσουπα
4. φρυγανιά
5. σῆς δίνω έδώ μιά οδηγία

250. Στίς ἐπόμενες . . . ὥρες δέν ἐπιτρέπεται νά φᾶτε καί νά πιεῖτε τίποτα΄.

251. Πρέπει νά σᾶς κάνουμε πλύση τοῦ στομάχου.

252. Πρέπει νά σᾶς κάνουμε ἕναν καθετηριασμό.

253. Πρέπει νά κάνουμε μιά τομή γιά νά ἐξασφαλίσουμε ἔτσι τή ροή τοῦ πύου.

254. Θά σᾶς κάνουμε τώρα τοπική νάρκωση (ἀναισθησία)

255. Θά σᾶς βάλουμε ἕναν ἐπίδεσμο.

256. Θά σᾶς βάλουμε ἕναν γύψινο ἐπίδεσμο.

257. Τήν πληγή τή ράψαμε. Τά ράμματα πρέπει στίς ... νά ἀπομακρυνθοῦν.

258. Στίς ... πρέπει νά γίνει ἀλλαγή τοῦ ἐπιδέσμου.

259. Δέν ἐπιτρέπετε οὔτε νά μιλᾶτε οὔτε νά ψιθυρίζετε.

260. Θά σᾶς κάνουμε τώρα ἔνεση ἐνάντια στούς πόνους.

261. Πρέπει νά σᾶς ἀνοσοποιήσουμε:

1. κατά τοῦ τετάνου
2. κατά τῆς λύσσας
3. κατά ...

262. Κάντε μας σᾶς παρακαλοῦμε ἀμέσως σινιάλο μόλις νοιώσετε όποιαδήποτε ἀλλαγή (π. χ. παροξυντική ταχυκαρδία, μυρμήγκιασμα στούς βραχίωνες, ἔξαψη, ἀνησυχία κλπ.).

263. Εἶστε μολυσματικός (κολλητικός).

264. Δέν ἐπιτρέπεται νά ἔχετε σεξουαλική ἐπαφή΄.
Δέν ἐπιτρέπεται νά πιῆτε ἀλκοόλ΄.
Πρέπει νά νοσηλευτοῦν ὅλα τά ἄτομα μέ τά ὁποῖα εἴχατε σεξουαλικές σχέσεις.

265. Στίς ... πρέπει νά ξαναρθεῖτε σέ μένα.

266. Στήν πατρίδα σας νά πᾶτε παρακαλῶ στίς ... στό γιατρό σας:

1. στόν παθολόγο
2. στό χειροῦργο
3. στό γυναικολόγο
4. στόν παιδίατρο
5. στό δερματολόγο
6. στόν ὀφθαλμίατρο
7. στόν ὠτορινολαρυγγολόγο
8. στό νευρολόγο
9. στόν ψυχίατρο
10. στόν ὀδοντογιατρό

267. Ἐγώθά σᾶς δώσω ἕνα γράμμα γιά τό γιατρό σας.

268. Ἀπό τίς ... μπορεῖτε χωρίς κίνδυνο νά ταξιδέψετε γιά τήν πατρίδας σας:

1. μέ τό τραῖνο
2. μέ τό αὐτοκίνητο
3. μέ τό ἀεροπλάνο

269. Τώρα μπορεῖτε νά πηγαίνετε.

270. Θέλετε μήπως νά σᾶς παραγγείλουμε ἕνα ταξί;

271. Περιμένετ ε παρακαλῶ, τό νοσοκομειακό αὐτοκίνητοθά σᾶς μεταφ ό στό σπίτισας.

Serbisch/Kroatisch – Srpski/Hrvatski

G. Hoyer, U. Hoyer, *Ärztlicher Dolmetscher*,
DOI 10.1007/978-3-662-48739-6_16,

16.1 Opšte i pomoć pri sporazumevanju

1. 1 Vi se nalazite ovde u zdravstvenoj ustanovi. Ja ću Vam najpre postaviti nekoliko pitanja, a posle toga ću Vas pregledati.
2. Odgovorite mi, molim, na pitanja sa „da“ (= klimanje glavom) ili „ne“ (= tresenje glavom)!
3. Molim, napišite odgovor na ovaj list pabira!
4. Kod ovog pitanja postoji više mogućnosti, ispred kojih stoje brojevi. Pokažite mi, molim, prstima odgovarajuči broj!
5. Sva pitanja važe analogno za Vaše bolesno dete.
6. Molim, smirite se. Mi ćemo Vam pomoći.
7. Pokažite, molim, gde!
8. Koliko puta to primećujete dnevno? Pokažite toliko prstiju!
9. Kada je to bilo? Molim, napišite nam datum (eventualno godinu)!
10. Koliko dugo već? Molim, napišite nam datum (eventualno godinu)!
11. Jeste li već jednom imali pojave ove kao poslednje spomenute bolesti?
12. Vi ste vozili automobil pod dejstvom alkohola. Moram da Vam postavim nekoliko pitanja i da Vam uzmem uzorak krvi.

16.2 Lični podaci

13. Kako se zovete (prezime, ime)?
14. Iz koje zemlje dolazite?
15. Kada ste rodjeni?
16. Gde stanujete u Vašoj domovini?
17. Gde stanujete u našoj zemlji?
18. Da li stanuje ovde neko, koga Vi poznajete?
19. Kažite nam prezime i adresu Vaših najbližih rodjaka!
20. Da li želite da pošaljemo obavijest Vašim rodjacima?
21. Da li želite da pošaljemo obavijest Vašoj ambasadi/Vašem konzulatu u Berlinu?
22. Da li želite da nekoga obavestimo preko telefona o Vašem oboljenju?
23. Molim, napišite tekst!
24. Da li imate socijalno osiguranje?
25. Napišite nam, molim, naziv i adresu Vaseg socijalnog osiguranja!

26. Kada ste doputovali u našu zemlju?
27. Koliko dugo ostajete u našem gradu?
28. Koliko dugo ostajete u našoj zemlji?
29. Molim, pokažite mi Vašu legitimaciju/Vaš pasoš!
30. Da li ste Vi član nekog diplomatskog predstavništva?

16.3 Sadašnja anamneza (opšte)

31. Da li ste se naglo razboleli?
32. Od kada ste bolesni? Pokažite toliko prstiju koliko je nedelja prošlo!
33. Da li ste već ranije jednom imalu ovu bolest?
34. Pokažite, molim, prstom ono mesto na Vašem telu gde ste prvi put primetili bolest (bolove).
35. Da li ste u poslednje vreme bili u drugim zemljama? Ako jeste, napišite' molim, datum i zemlju!
36. Da li redovno uzimate lekove?
37. Možete li nam pokazati ove lekove?
38. Da li idete redovno lekaru na lečenje? Ako idete, zbog čega?
    1. srce
    2. Pluća
    3. Želudac/creva
    4. Jetra/žuć
    5. Bubrezi i bešika
    6. Donji deo trbuha i polni organi
    7. Oči
    8. Grlo, nos, uvo
    9. Koža
    10. Živci/duševno stanje
39. Da li ste imali temperaturu (groznicu)? Ako jeste, napišite, molim, najveću merenu vrednost i kada je to bilo!
40. Da li se osećate iznurenim i umornim?
41. Da li ste u poslednjim sedmicama bolovali od neke grozničave infekcije?
42. Imate li bolove?
43. Pokažite prstom mesto gde boli!
44. Kako je nastupio taj bol?
    1. Potpuno iznenada u punoj jačini
    2. Postepeno sa rastućom jačinom
    3. Naglo, grševito, menjajući svoju jačinu
45. Kuda zrače ovi bolovi?
46. Imate li često glavobolju?
47. Da li dobro spavate?

48. Da li Vam nedostaje apetit?

49. Da li osećate muku?

50. Da li imate napade vrtoglavice?

51. Da li imate stalno osećaj vrtoglavice?

52. Osećate li brujanje u ušima?

53. Da li po neki put padate u nesvest?

54. Da li Vam svrbi koža?

55. Da li ste u zadnje vreme često uzrujani i lako uzbudljivi?

56. Da li ste imali neko uzrujanje ? Poslovne ili porodične konflikte?

57. Da li ste već jednom imali slom živaca?

58. Da li ste u zadnje vreme izgubili na težini? Molim, napišite
    1. koliko kilograma
    2. u kojem razdoblju?

59. Da li ste već jednom imali alergičnu reakciju?

60. Da li ste preosetljivi na nešto, prema nečemu?
    1. lekovima
    2. sapunu ili kozmetici
    3. odredjenoj biljki (npr. jagorčevini)
    4. odredjenom jelu, namirnici (npr. ribi)

61. Da li imate u proleće/leto alergičnu kijavicu od cvetnog praška?

62. Da li ste ranije imali epileptičke napade?

63. Da li Vam je poznata Vaša grupa krvi?

64. Koje infekcione bolesti ste preležali kao dete?
    1. Male boginje
    2. šarlah
    3. zauške
    4. crveni vetar
    5. difteriju
    6. boginje
    7. ospice

65. Protiv koje bolesti je Vaše dete vakcinisano?
    1. tetanus
    2. veliki kašalj
    3. difterija
    4. boginje
    5. ospice
    6. tuberkuloza
    7. poliomielitis
    8. žuta groznica
    9. druge bolesti

66. Pre koliko sati ste poslednji put pili alkohol?

67. Šta ste popili?
    1. pivo
    2. vino ili šampanjac
    3. rakiju

68. Pokažite onoliko prstiju koliko ste čaša popili!
69. Da li ste nešto pojeli
    1. pre
    2. za vreme
    3. posle uzimanja alkohola?

16.4 Sadašnja anamneza (specijalno)

70. Da li ste imali napad srca?
71. Da li Vam je izbio znoj?
72. Da li ste imali unutrašnji osećaj straha?
73. Da li ste imali osećaj „straha od smrti“, ili možda nije bilo tako opasno?
74. Da li imate češće osećaj pritiskivanja na grudima?
75. Da li ste brzo sipljivi?
76. Imate li gušenje, sipnju
    1. u stanju mirovanja
    2. pri hodanju
    3. pri penjanju uz stepenice ili jakom fizičkom opterećenju
    4. noću posle nekoliko sati sna, da li se stanje poboljžava ako sednete?
77. Da li ste u zadnje vreme imali otečene noge do kolena?
78. Od kada imate otečene noge do kolena? Pokažite onoliko prstiju koliko meseci!
79. Da li su Vam noge otečene samo uveče?
80. Da li morate noću pišati? Koliko puta? Pokažite, molim, toliko prstiju!
81. Da li Vam je puls ponekad
    1. prebrz (više od 120 kucanja na minut)
    2. prespor (manje od 35 kucanja na minut)?
82. Da li osećate da Vam srce ponekad kuca neredovno?
83. Da li ste preboleli neko oboljenje srca? Ako jeste, koje?
    1. zapaljenje srca
    2. infarkt srca
    3. srčana mana poznata?
84. Da li znate da imate
    1. nizak pritisak
    2. visok pritisak?
85. Da li imate proliv? Koliko puta dnevno?
86. Imate li inače revodno stolicu?

87. Da li Vam je stolica
    1. normalno oblikovana
    2. veoma tvrda
    3. kao retka kaša
    4. kao voda?

88. Da li ste nešto pojeli, od čega je moglo doći do ove pojave bolesti, što može biti uzrok toga?
    1. konzerve
    2. ribu
    3. pokvareno meso ili mesnati proizvod
    4. gljive
    5. ili popili veću količinu alkohola

89. Da li ovi bolovi zavise od uzimanje hrane? Ako je tako, da li oni nastupaju
    1. odmah posle jela
    2. tek izvesno vreme posle jela?

90. Da li imate bolove ako ste gladni?

91. Da li imate ponekad kiselo podrigivanje?

92. Imate li često nadimanje?

93. Da li redovno odlaze vetrovi iz creva?

94. Da li ste povraćali? Koliko puta?

95. Da li je ono što ste povratili bilo crno?

96. Da li osećate odvratnost prema nekom jelu?
    1. masno meso
    2. grašak, kupus?

97. Kada ste poslednji put imali stolicu? Pokažite onoliko prstiju koliko je sati prošlo!

98. Koje boje je bila Vaša poslednja stolica?
    1. normalne
    2. normalno smedja sa crvenim naslagama
    3. normalno smedja sa sluzavim naslagama
    4. crne
    5. sivobele

99. Da li Vam je stomak u poslednje vreme povećao svoj obim?

100. Da li ste već jednom imali čir na želucu?

101. Znate li da li imate
    1. žučni kamen
    2. bubrežni kamen?

102. Da li ste u zadnje vreme imali
    1. žučnu koliku
    2. bubrežnu koliku

103. Od kada je Vaša koža postala tako žuta? Pokažite onoliko prstiju koliko je dana prošlo!

104. Da li kašljete?

105. Imate li bolove kad kašljete?

106. Imate li bolove pri disanju?

107. Imate li sluz, ispljuvak? Ako imate, kako izgleda?

    1. sivobele boje
    2. žutozelene boje
    3. sive boje sa crvenkastim primesima
    4. svetlocrvene boje sa penom
    5. tamnocrvene boje

108. Kada ste poslednji put pišali? Pokažite onoliko sati koliko je sati prošlo!

109. Morate lip ri pišanju čekati izvesno vreme, dok ne dodje mokraća?

110. Kakvu boju ima Vaša mokraća?

    1. svetlu
    2. tamnožutu
    3. crvenkastu
    4. smedju kao pivo

111. Da li Vas boli ili peče pri pišanju?

112. Da li morate češće da pišate nego inače, pri čemu se svakog puta izlučuje samo malo mokraće?

113. Da li neko od Vaših roditelja ili brata i sestre boluje od šećerne bolesti (dijabetes melitus)?

114. Da li ste u zadnje vreme osećali jaku žedj?

115. Kako lečite Vašu šećernu bolest?

    1. injekcijama insulina
    2. tabletama
    3. samo dijetom

116. Da li ste posle poslednje injekcije insulina normalno jeli?

117. Da li je bol u nozi nastupio

    1. sasvim iznenada, munjevito
    2. postepeno?

118. Da li popušstaju bolovi, ako Vam noga visi?

119. Da li Vam je vrat u protekloj godini odebljao?

120. Da li ste pali?

121. Molim, pokušajte da ponovo prikažete situaciju Vašeg nesrećnog slučaja!

122. Sećate li se tačno svih detalja (kako je došlo do udesa – nesrećnog slučaja)?

123. Da li ste bili nesvesni?

124. Da li ste se posekli?

125. Da li ste se zgnječili?

126. Da li ste udareni?

127. Da li ste dobili udarac u trbuh?

128. Da li ste imali saobraćajni udes?

129. Da li ste Vi bili učesnik u ovom udesu?

    1. pešak
    2. biciklista
    3. na motociklu
    4. u automobilu

130. Ko su bili drugi učesnici?

    1. pešaci
    2. biciklisti
    3. motociklisti
    4. vozači automobila
    5. tramvaj
    6. železnica

131. Da li ste mnogo krvarili?

132. Pokazujemo Vam ovde jednu posudu. Da li je Vaš gubitak krvi bio veći?

133. Da li Vas je ujela neka životinja?

    1. pas
    2. mačka
    3. zmija
    4. lisica ili jazavac
    5. neka druga životinja

134. Da li ste se opekli ili poparili?

135. Da li Vam se, možda, smrznuo taj deo tela?

136. Da li ste se u protekloj sedmici povredili (iako je rana bila sasvim mala)?

137. Da li ste vakcinisani protiv tetanusa?

138. Možeti li da pokažete neki dokaz o toj vakcinaciji?

139. Da li ste već jednom dobili injekciju nekog životinjskog seruma?

    1. od konja
    2. od govečeta
    3. od ovna
    4. od neke druge životinje

140. Da li je taj bol nastupio iznenada pri nekom neobičnom pokretu tela ili prilikom dizanja nekog tereta?

141. Da li Vam često krvari nos?

142. Imate li izliv iz uva?

143. Dy li ste iznenada imali smetnje sluha? Ako jeste, pokažite na kojem uvu!

144. Da li primećujete pojačano tečenje suza?

145. Imate li osećaj pritiska na očima?

146. Pokažite na prstima broj koji sam ja napisao!

147. Da li Vam je nešto uprskano u oko? Da li je to

    1. kiselina
    2. lug
    3. nepoznata tečnost?

148. Da li ste imali neke smetnje na organu vida? (veo pred očima)

149. Da li možete jasno da vidite ovo pismo?

150. Da li sve vidite duplo?

151. Da li Vas je ubo neki insekt?

152. Da li ste u poslednjim danima došli u dodir sa nekim neobičnim materijama?

    1. lekovi
    2. cveče (npr. jagorčevina)
    3. čaj ili liker od lekovite trave
    4. profesionalne tvari (ulje, mast, rastvarač, boje i dr.)

153. Kada ste poslednji put imali polni odnos?

154. Šta ste najpre primetili?

    1. bolove pri mokrenju
    2. isticanje iz mokraćnog kanala
    3. stvaranje čireva
    4. bolove u preponama

155. Kada ste bili poslednji put na ginekološkom pregledu?

156. Imate li „belo pranje"?

157. Imate li redovnu menstruaciju ? Molim, napišite nam

    1. u kojem vremenskom razmaku
    2. koliko dana ona traje!

158. Imate li uvek naročito jako menstrualno krvavljenje?

159. Kojeg dana je počelo Vaše poslednje menstrualno krvavljenje?

160. Uzimate li sredstva za kočenje ovulacije?

161. Da li postoji mogućnost da ste gravidni?

162. Jeste li gravidni?

163. U kojem ste mesecu gravidni?

164. Kada će biti predvidiv termin prodjaja?

165. Od kada osećate pokrete deteta?

166. Da li ste primetili da Vam se trbuh u zadnje vreme nešto spustio? Kada je to bilo?

167. Od kada imate krvavljenje?

168. Da li želite svakako da ostanete u gravidnom stanju?

169. Koliko dece imate?

170. Koliko puta ste imali prevremeni porodjaj (pobačaj)?

171. Da li raniji porodjaji bili bez komplikacija?

172. Da li ste pri nekom ranijem porodjaju imali

    1. veoma slabe porodjajne bolove
    2. carski rez (operativni porodjaj)
    3. instrumentalnu pomoć (klešta, vakuumski ekstraktor)
    4. cepanje pregrade
    5. naknadno krvavljenje?

173. Znate li krvnu grupu oca Vašeg deteta?

174. Da li ste u poslednjim sedmicama gravidnosti imali

   1. krvadljenja
   2. glavovolju
   3. vidne smetnje (treperenje pred očima)
   4. povcećan pritisak
   5. otekle noge
   6. žuto obojenu kožu?

175. Od kada imate redovne trudove (porodjajne bolove)?

176. U kojim minutskim razmacima dolaze trudovi?

177. Da li je već isteklo nešto vode iz plodnice?

178. Osećate li pokrete Vašeg deteta?

179. Kada Vam dajemo znak, dišite duboko i pritiskivajte!

180. Vašem detetu je dobro.

181. Da li ste imali udar električne struje?

182. Da li ste se duže vreme izložili sunčevim zracima?

183. Da li ste nehotice popili neku nepoznatu tečnost?

184. Da li znate kakva je to tečnost bila

   1. kiselina
   2. lug
   3. hemijsko sredstvo za domaćinstvo

185. Da li ste uzeli veću količinu lekova?

186. Da li ste uzeli

   1. sredstvo za spavanje i umirenje
   2. sredstvo protiv bolova
   3. lekova za srce
   4. neke druge lekove?

187. Da li ste hteli da izvršite samoubistvo?

16.5 Vlastita anamneza

188. Ako bolujete od neke dole navedene bolesti, pokažite na prstima broj koji stoji pred odgovarajućoj bolesti.
Ako ste ranije proboleli jednu od ovih bolesti, napišite nam u kojoj je to godini bilo!

   1. tuberkuloza pluća
   2. bronhialna astma
   3. hroničan bronhitis
   4. čir na želucu ili dvanaestopalačnom crevu
   5. oboljenje žučne bešike
   6. oboljenje gušterače (pankreasa)
   7. šećerna bolest (dijabetes melitus)
   8. tromboza
   9. embolija
   10. sklonost krvavljenju

189. Evo još nekoliko bolesti:

1. glaukoma (mrena)
2. srčana bolest
3. smetnje pri snabdevanju mozga krvlju
4. epilepsija ili neka druga grčevita bolest
5. alergija
6. oboljenje štitne žlezde
7. reumatska groznica
8. prelom kosti (pokažite gde)
9. venerična bolest
10. oteklina (pokažite gde!)

190. Možete li nam, možda, napisati kako su lekari u Vašoj zemlji nazvalu bolest?

191. Da li ste već jednom bili operisani? Na kojem organu?

1. slepo crevo (apendiks)
2. srce
3. pluća
4. želudac
5. žučna kesica
6. bubreg
7. crevo
8. materica
9. jajnik
10. mokraća bešika ili prostata

192. Da li znate da li Vam je slepo crevo (apendiks) odstranjeno prilikom neke druge operacije?

193. Kakve ste venerične bolesti imali?

1. triper (gonoroa)
2. sifilis (lues)
3. druge venerične bolesti

194. Da li neko od Vaših krvnih rodjaka ima astmu bronhiale ili neko alergično oboljenje?

16.6 Pregled

195. Ja bih sada hteo da Vas pregledam.

196. Molim, otvorite usta!

197. Molim, oslobodite gornji deo tela!

198. Molim, oslobodite trbuh!

199. Molim, otvorite široko oči!

200. Molim, dišite duboko otvorenim ustima!

201. Molim, zadržite dah!

202. Molim, opustite se sasvim!

203. Ja ću sada opipati Vaš trbuh. Molim, kažite mi kad osetite bolove!

204. Da li Vas boli, ako kucam ovde?

205. Molim, pokušajte da oponašate tačno moje pokrete!

206. Ja ću Vam sada govoriti nešto. Molim, ponovrite mi ove glasove kada Vas zamolim!

207. Molim, gledajte uvek na moj prst!

208. Molim, idite tamo i vratite se ponovo natrag!
209. Moram da Vas pregledam sa čmara!
210. Moram das Vas pregledam kroz vaginu!

16.7 Saopštenja o dijagnostičkim namerama

211. Radi tačnijeg spoznanja Vaše bolesti želimo da izvršimo još neke tehničke i laboratorijske preglede odn. analize.
212. Radi boljeg ocenjivanja Vašeg scra želimo da napravimo elektrokardiogram.
213. Radi boljeg ocenjivanja Vaše moždane funkcije treba da izvedemo elektroencefalogram.
214. Treba da izmerimo temperaturu Vašeg tela.
215. Treba da izmerimo Vaš krvni pritisak.
216. Treba da napravimo rentgenski snimak.
217. Treba da uzmemo malo krvi za analizu iz Vašeg uvca.
218. Treba da uzmemo malo krvi za analizu iz Vaše vene ra ruci.
219. Treba da pregledamo Vašu mokraću. Molim, dajte malo mokraće u ovu staklenu posudu!
220. Treba da pregledamo Vašu mokraću i moramo Vas kateterizirati.
221. Moramo da uzmemo obrisak!
222. Treba da merimo Vaš očni pritisak. Molim, otvorite široko oči, i jedno i drugo oko, te gledajte na ovaj predmet!
223. Treba da se pregleda Vaša stolica. Molim, stavite mali deo Vaše stolice u ovu cevčicu!
224. Treba da se pregleda Vaš ispljuvak. Molim, iskašljite Vaš ispljuvak u ovu posudu!

16.8 Saopštenje o opštoj dijagnozi

225. Radi se o
    1. prelomu kosti
    2. ozledi usled udara
    3. uganuću
    4. gnječenju
    5. istegnutom mišiću
226. Vi imate potres mozga.
227. Radi se o zapaljenju.
228. Radi se o abscesu, čiru.
229. Radi se o zaraznoj bolesti.

230. Radi se o unutrašnjoj bolesti. Sledeći organ je oboleo:

1. srce
2. pluća
3. želudac
4. crevo
5. žuč
6. jetra
7. gušterača, pankreas
8. bubreg/mokraćna bešika
9. unutrašnji genitalni organi

231. Radi se o akutnom oboljenju u trbušnom prostoru.

232. Imate infekciju rehlade.

233. Vi ste gravidni, verovatno u … mesecu.

234. Vi ćete brzo ponovo ozdraviti.

16.9 Saopštenje o terapeutskim merama i daljem lečenju

235. Moram da Vas uputim u bolnicu.

236. Hteo bih da Vas uputim u bolnicu radi osmatranja.

237. Uputiću Vas stručnom lekaru.

238. Bolnička kola će Vas prevoziti.

239. Morate strogo ležati u krevetu.

240. Ne morate da ležite u krevetu, već možete

1. da sedite du fotelji
2. da hodate u sobi
3. da napustite stan

241. Na Vama se mora izvršiti operacija. Dajeti li pristanak?

242. Moramo Vam izgrepsti matericu.

243. Dobićete kratku narkozu.

244. Kada ste zadnji put jeli ili pili? Molim, napišite u koliko je to sati bilo.

245. Molim, uzmite ovaj lek u apoteci! Radi se o

1. kapljicama
2. tabletama
3. dražejima (u celom progutati)
4. kapsulama (u celom progutati)
5. soku
6. masti

246. Mora da uzimate lek kao što sam Vam ovde na cedulji napisao.

247. Mast treba da namažete dnevno … puta.

248. Napisao sam Vam kapljice na recept. Dnevno treba … puta ukapati … kapljica u

1. oko
2. uvo
3. nosne otvore, nozdrve

249. Morate za prvo da se hranite dijetalno i smete da jedete ili pijete samo

    1. čaj (od kamile ili nane)
    2. dvopek
    3. supu od brašna
    4. tostirani (prženi) hleb
    5. Daću Vam spisak

250. Molim, nemojte jesti i piti ništa za naredna … časa!

251. Moramo da ispiramo Vaš želudac.

252. Moramo da izvršimo kateterizaciju.

253. Moramo da napravimo jedan rez, da bi gnoj mogao da ističe.

254. Dobićete sada lokalnu anesteziju.

255. Napravićemo Vam zavoj.

256. Dobićete gipsani zavoj.

257. Zašili smo ranu. Konci se moraju odstraniti na dan …

258. Zavoj se mora zameniti novim na dan …

259. Ne smete da govorite ni reč, čak ni da šapućete!

260. Dobićete sada injekciju protiv bolova.

261. Moramo da Vas imuniziramo

    1. protiv tetanusa
    2. protiv besnila
    3. protiv

262. Molim, dajte nam odmah neki znak, ako osetite neku promenu (na primer, brzo lupanje srca, srvbež na rukama, vrućina, nemir itd.)

263. Vi ste zarazni.

264. Ne smete da imate polni odnos!
Ne smete da pijete alkohol!
Mora da se leče sve osobe sa kojima ste Vi imali polni odnos.

265. Morate doći ponovo kod mene na dan … !

266. Molim, obratite se na dan .. u Vašoj domovini lekaru

    1. za unutrašnje bolesti
    2. hirurgu
    3. ginekologu
    4. dečjem lekaru
    5. za kožne bolesti
    6. očnom lekaru
    7. lekaru za grlo, nos, uvo
    8. neurologu
    9. psihijatru
    10. zbnom lekaru

267. Daću Vam pismo za Vašeg lekara.

268. Na dan … ili kasnije možete bez dvoumljenja da podjete na put kući

    1. vozom
    2. automobilom
    3. avionom

269. Možete sada da idete.
270. Želite li da Vam naručimo taksi?
271. Pričekajte, molim, bolnička kola će Vas odvesti kući.

Serviceteil

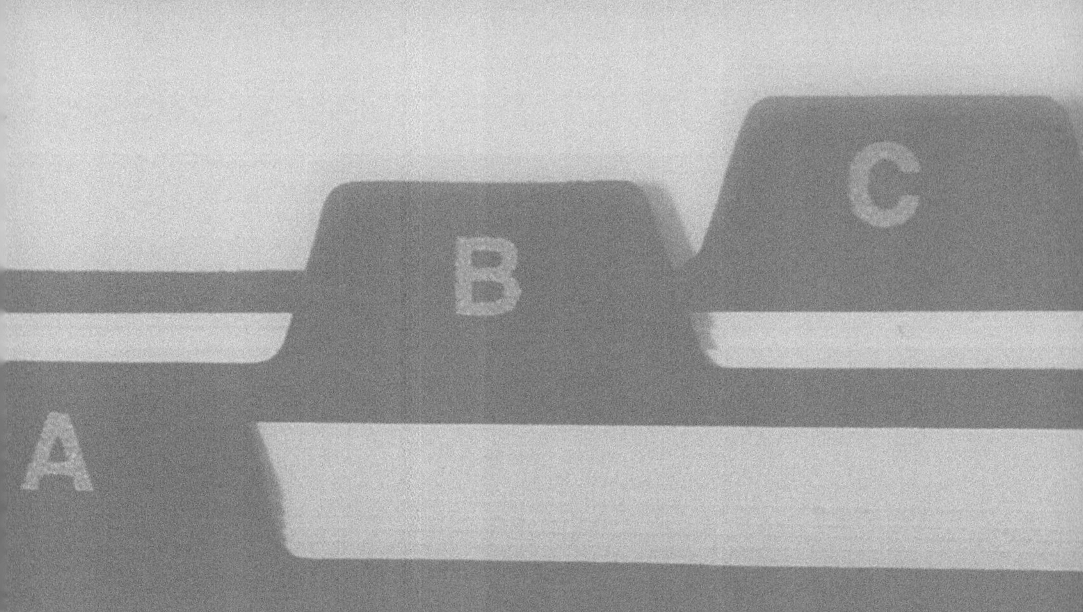

G. Hoyer, U. Hoyer, *Ärztlicher Dolmetscher*,
DOI 10.1007/978-3-662-48739-6, © Springer-Verlag Berlin Heidelberg 2016

Sachregister

(Die Zahlen hinter ein Registereinträgen beziehen sich auf die jeweilige Fragen-Nummer)

U

V

W

Z

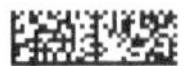

Ihr Bonus als Käufer dieses Buches

Als Käufer dieses Buches können Sie kostenlos das eBook zum Buch nutzen. Sie können es dauerhaft in Ihrem persönlichen, digitalen Bücherregal auf **springer.com** speichern oder auf Ihren PC/Tablet/eReader downloaden.

Gehen Sie bitte wie folgt vor:

1. Gehen Sie zu **springer.com/shop** und suchen Sie das vorliegende Buch (am schnellsten über die Eingabe der eISBN).
2. Legen Sie es in den Warenkorb und klicken Sie dann auf: **zum Einkaufswagen / zur Kasse**.
3. Geben Sie den untenstehenden Coupon ein. In der Bestellübersicht wird damit das eBook mit 0 Euro ausgewiesen, ist also kostenlos für Sie.
4. Gehen Sie weiter **zur Kasse** und schließen den Vorgang ab.
5. Sie können das eBook nun downloaden und auf einem Gerät Ihrer Wahl lesen. Das eBook bleibt dauerhaft in Ihrem digitalen Bücherregal gespeichert.

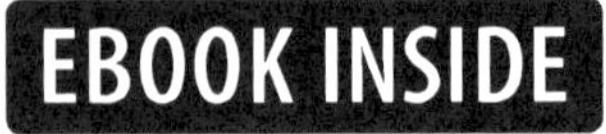

Ihr persönlicher Coupon

Sollte der Coupon fehlen oder nicht funktionieren, senden Sie uns bitte eine E-Mail mit dem Betreff: eBook inside an customerservice@springer.com.